Praxis des Säure-Basen-Haushalts

改訂第6版

ホリスティックメディスンとしての酸塩基平衡

——マイヤー法の発展と食事療法——

渡邊 昌 監修

ミヒャエル・ヴォルリチェク 著

知髙良美 翻訳

監修者序文

（独）国立健康・栄養研究所　前理事長　**渡邊　昌**

ヨーロッパではドイツを中心に伝統医学の流れが強い。日本でも石塚左玄のアルカリ説が明治末に風靡し、それは桜沢如一の食品を陰陽二元に考える正食思想に引き継がれ、現代では久司道夫のマクロビオティクスに引き継がれている。ドイツでは錬金術から引き継がれた医療がホメオパシーとして流行した時代があった。現在でもまだ生き残っているが、これは病気を起こしたものを水で薄めて飲めば抵抗力ができて病気が治るという考えで、今なおこの治療を受ける者がいる。しかし、スイスで行われた大がかりな調査により、効果のほとんどはプラセボ効果にすぎない、という報告がなされた。一方、マイヤー法という絶食とミルクなどをもちいて病気を治す方法があり、症状が軽快しないときは腸内洗浄をおこない腸内環境をよくすることで病気が治るという治療法が提唱された。この治療を受ける患者はかなりいて、米国にも代替療法として広まっている。

本書を書いたヴォルリチェク博士は酸・アルカリのバランスが病気を起こす、ということから塩基を補充する療法を長年続け、マイヤー法と出会ってからはこれにも惹かれて診療に組み合わせている。アシドーシス、アルカローシスが身体に良くないことは当然で、症状が出た場合には速やかに是正する必要があるが、ヴォルリチェク博士の説では症状はなくても潜在的にアシドーシスになっている場合が多く、それがさまざまな症状や病気を起こす、と説いている。

ヒトではpHを保つのに腎機能と呼吸の働きが大きく、血液や体液の緩衝作用も大きいのでヴォルリチェク博士の意見をそのまま受け入れる医師は少ない。しかし、本書で語られるさまざまな患者の成功例は薬では軽快しない症状に有効な場合もあることを示している。ヴォルリチェク博士のいう潜在的アシドーシスは全血と血漿の緩衝力を測定することで推定できるとし、その詳しい方法を書いている。また観察的研究ではあるが、比較的多数例を対象としておこなったアルカリ投与の臨床試験の結果も付記してある。その意味では一定の効果が示されたと評価してよいであろう。また食事療法としてさまざまな食材を酸、アルカリの観点から分けて記載してある点も食事療法の参考になると思われる。

私は2010年2月にドイツに行く機会があり、数人の医師にこの療法について質問し、医師にもかなりの信奉者がいて治療にあたっていると聞いた。日本にも、理由がわからずにさまざまな症状に悩んでいる患者がいる。投薬で治らないような場合には、さまざまな代替療法が試みられている。そのような人々に、ドイツで行われているアシドーシスの治療法を紹介するのも意義があると考え、監修をお引き受けした。

本書の引用論文は医学誌として定評のある雑誌からのものは少なく、ドイツ国内向けの学会誌や書籍として書かれたものが多い。また、化学反応の解釈が単純な無機の化学反応として示されているものも多く、現在の生化学の先端知識を反映しているとは言えない部分もある。しかし、人間の体はブラックボックスで、まだまだわからないことが多いことを思えば、すじ道やメカニズムは多少未解決でも、結果を評価して考えることが時には許されてもよいであろう。むしろ細胞内の種々の化学反応が微量のｐHの変化に大きく影響を受ける場合が多いことを考えると、微小環境におけるアシドーシスという考え方は案外的を得ているかもしれない。

ヴォルリチェク博士は開業医として多くの患者を直接治療しているようである。塩基療法でうまくいった患者もいれば失敗した患者もいるようである。しかし、本書から読み取れるのは患者一人一人をよく診察し、苦痛や悩みの症状を取り去ろうという努力の姿勢である。これは全人的（ホリスティック）に治療する姿勢であり、東洋医学にも相通じる部分がある。抗加齢診療や診療所で日々診察している先生方にとって参考になる点もあるのではないかと思われる。食事療法や腸洗浄法などマイヤー療法を取り入れた部分もあるが、肉を減らしヴェジタリアン的な食事を説く点などは日本の健康法と共通している。この本の内容をどう生かしていくかは読者の判断に任せたい。

著者序文

医学博士・一般医学専門医・自然療法医
ミヒャエル・ヴォルリチェク

1981年、私はバーデン・バーデンで開催された医療週間に初めて参加した。その催しは年に一度、自然療法の治療医が集う場となっていた。1983年の医療週間に私は、当時マイヤー療法の提唱者であるF.X.マイヤー博士のもとで学んでいたカール・エンプフェンツェーダー氏と出会い、マイヤー療法について手ほどきを受けた。その後、国際マイヤー療法医協会の教育基準に沿ってマイヤー式診断法と治療法の専門教育を受け、その学説への知識を深めた。

この専門教育を受けていたときである。酸塩基平衡について、従来の伝統的な医学部で学んだ医学と異なる解釈が初めて私の内にひらめいた。それ以来、この解釈への関心からより専門的な独自の道を歩むこととなった。

マイヤー療法により、あるいは食事の摂り方によって起きる酸塩基状態の変化の様子は、ことのほか私の知識欲を刺激した。1985年には初めてマイヤー療法医協会員を前にして講演を行うこととなった。演題は「マイヤー療法下あるいは非療法下の酸過多状態における非経口的塩基補給」である。

私は文献研究を通じて偶然、イョルゲンセン(Jörgensen)の血中緩衝能測定法と出会った。体内で酸と塩基のバランスを保つ活発な力学が働いていることを示す測定結果が初めて得られた後、私は思いきって1988年の医療週間で第一回目の酸塩基平衡に関するセミナーを開くことにした。当時のプレゼンテーションは、技術的には今日と比較にならないが、重要なのはその知的な中味である。以後今日までこのセミナーはほぼ定期的に開かれ、セミナーの講義を基に1991年、本書の初版が世に出ることになった。

当時、酸塩基平衡について実地向けに集成したものはなかった。たとえ患者が替わっても、生化学的指標はいつも同じものが使われていた。病気が全く異なっていても事情は同じだった。診断も治療も旧態依然としていたのである。

治療の分野についていえば、政治主導で行われた医療保険制度改革により、塩基性薬剤の市場が変わってしまった。残念なことに、定評のあった薬剤は姿を消してしまった。

年を経るうちに、私はイョルゲンセンの測定法で酸塩基を測った約17,000例の測定結果を得た。この結果は、今日でも当初と全く変わらぬ重要性をもっている。すなわち、細胞内の緩衝能の平均値が、多くの人で理想値を明らかに下回っているということである。

それは増加しつつある種々の病気の罹患率と相関している。酸の負荷は直ちに人体に変化をもたらすわけではないが、あとあとまで残り続ける。「点滴石をも穿つ」の例えのとおりである。セミナーの参加者も次々にイョルゲンセンの測定法を使うようになり、私同様の結果を報告してきている。

ザンダー(Sander)は、1953年に最初に発表した標準的学術書『人体の酸塩基平衡』の中で、尿測定法について記述している。この測定法は高価な機器を要するため長い間、ごく少数の検査機関でしか実施できず、しかも結果を得るまでに時間を要した。しかし、1995年以降、バイエル研究所がこの測定法を再び多くの患者に使用できるようにし、測定技術によって早期診断が可能になり、また治療効果を示すことができるようになっている。このザンダー法による約15,000例の測定から得た平均値もまた中等度の酸過剰状態を示している。

本書の出版にあたり、カール・F・ハウク出版社の当時の社長、エーヴァルト・フィッシャー博士と、長きにわたってこの本と付き合ってくれたジルビア・メンジング氏に感謝の辞を捧げる。初版の出た1991年以後、酸塩基平衡に関する多くの本が出版されているが、そのほとんどはジャーナリストによって書かれたものであり、このテーマをとり上げた医療関係者はごく少数にとどまっている。

本書や、後に執筆した患者のための入門書『新・酸塩基平衡』がたびたび引用されていることは私の喜びとするところである。このように、酸塩基平衡というテーマは医療ジャーナリズムにも浸透してきている。これは、酸塩基平衡と慢性アシドーシスへの理解がますます進むことを示唆するものでもある。

この間に、酸塩基平衡に関する二つの学術シンポジウムが開催された。一つは2000年10月にミュンヘン・ヴァイエンシュテファン工業大学で、もう一つは2006年9月にミュンヘンで行われた。いずれもフォアマン教授の主宰によるものである。ここでは国民病となっている骨粗しょう症の原因が慢性的な酸負荷、アシドーシスにあることがはっきりと証明された。

読者には本書で示した脱アシドーシスへのアドバイスを自分自身のためにも役立ててほしい。そしてこの考え方と知識をさらに診療で生かしてほしい。多くの患者が原因治療の面で助けを得るばかりではない。重い病気の場合でも、アシドーシスへの対処によって生活の質が改善されれば、一人ひとりの患者には大きな助けとなるのである。

目 次

重要事項：どの学問にもいえることだが、医学も日々発展し続けている。基礎的研究と臨床経験は、とりわけ処置方法や薬物治療に関する私たちの知識を豊かにしてくれる。本書の中で示した投与量については、著者、発行者、出版社が本著の刊行時点での知識水準に合致するよう、万全を期した。

しかしながら、投与量の指示と投与方法について、出版社はその責を負うものではない。使用する調剤の添付文書を使用者各々が熟読吟味し、場合によっては専門家に相談し、そこに記載されている投与量や禁忌事項が本書の説明と異なっているかどうかの判断を仰ぐように勧める。このことは、まれにしか使用しない調剤や新製品を扱うときには特に重要である。投与量の決定や治療に用いるかどうかの判断はすべて使用者の責任においてなされるものとする。

本書で用いられている記号と略号

pHB　血液pH値
BB　血液緩衝能
PLB　血漿緩衝能
ICB　細胞内緩衝能
BE　過剰塩基
（局）　日本薬局方に収載されている医薬品
D　ホメオパシーにおけるポテンシーの一つ

はじめに

「酸性雨」が主要な環境テーマの一つになった頃からすでに20年も経過したが、根本にある問題は依然として解決されないままである。ヘディンとリケンズの両科学者は、「大気中の塵と酸性雨」を著し、この問題を論究している（Hedin LO, Likens GE）。化石燃料の燃焼、セメント生成、金属加工、鉱業、建設業、農業、風蝕などにより発生する塵は、カルシウムや炭酸マグネシウムといった水中でアルカリ性に作用するミネラルを豊富に含んでいる。つまり、塵が酸性雲の水滴に溶け込んだり、二酸化イオウや酸化チッソなどの酸性ガスと直接反応すれば、大気中で中和作用が起きる。しかし、酸があまりに多く存在するとこの中和作用が追いつかず、降った酸性の雨水が地面からアルカリイオンを余計に奪う結果となる。

パッサウでドナウ川に合流しているイルツ川の水は、1980年代には、支流を経由するうちに酸度が高まり、多くの魚類が生息できなくなるほどだった。一般に、pH値が5を下回ると魚は死に始める。その後環境保護措置がとられるようになり、有害物質、特に二酸化イオウの排出が減り、雨のpH値も以前のように急激に下がることはなくなった。それとともに川の酸性化も抑制され、イルツ川にも再び数種の魚が戻ってきた。水のpH値が上がったためである。

ドライゼッセルベルク山麓のヘンゼル鉱泉近くで清水が湧出している。2004年のバイエルン地質局の報告によれば、そのpH値は5.2だった。この水がオーエ川の水とともにイルツ川に流れ込んでいる。バイエルンの新国立公園に近く、汚染度が低いはずのこの地方で、土壌のpH値は4.6～5.1と、相変わらず高い酸性を示している。

先日ある患者を往診した折に聞いた話がある。その患者は、いま井戸を止めて公営水道を引いて使っているという。自宅の井戸水の酸性度が高すぎるので中和装置を取りつけるように保健所から指導されたのが理由だそうである。中和装置を取りつけるためには、水道を引くのとかわらない費用がかかるため、公営水道にしたというのだ。

麻酔や救急医療においては、以前から患者の酸塩基平衡に注意を払うことが医学的常識となっている。だが、患者が集中治療室を出たとたん、ましてや退院してしまえばなおのこと、たちまち酸塩基平衡の重要性に対する認識は失われてしまうようだ。いったいなぜだろうか。日常の診療現場ではアシドーシス状態の患者が増えるという大きな変化が現れているというのに。この本ではアシドーシスを重点的にとり上げている。なぜなら、これと対置するアルカローシスは、日常生活ではほとんど問題とならないからである。

軽視されがちな酸塩基平衡が、実に劇的な展開を生むものであるという例を次に示してみよう。ある男性患者が非代償性肝硬変で病院に運ばれてきた。通例どおり腹水がたまり、体温が急上昇、代償作用はごくわずかであった。退院報告書には次のように記載された。「患者の病状はごく短時間のうちに悪化し、重篤な状態に陥った。意識不明となり、血圧は測定不能、脈は微弱であった。投薬とともに酸を補正した結果(BEは-12.8を示していた)、病状は速やかに好転し、呼びかけに応えるようになり、血圧も下位正常域に入った。患者は2日後に一般病棟に移された。この循環虚脱の原因は不明のままである。その後は合併症もなく経過した」。

二つ目の例は、代償不能の心不全を起こし、慢性心房細動もある患者で、心原性ショックと肺水腫を併発していたケースである。治療報告書の最後には「病院到着後、BE-20という極度の代謝性アシドーシスを重炭酸塩で補正し、危機を脱した」と記されている。

これらは決して特殊な例ではない。多くの急性心疾患はアシドーシスの見地から説明することができる。酸塩基平衡の意味が日常の医療現場で広く認知されるようになれば、治療が容易になるばかりでなく、このような疾患を予防することもできるのではないか。

ザンダーは尿検査による酸塩基平衡の判定を提言した。この検査法は新たに標準化されたもので、本書でもとり上げた。またこれと対比させて、イョルゲンセンが提唱した簡便な滴定法による酸塩基平衡の血液検査法を紹介し、その測定結果と急性、慢性疾患との関連について考察した。測定結果に基づいて、従来の定説も再検討することにした。

本書は「権威医学」と自然療法の架け橋となるものである。一般に治療法がないとみなされているような病気に手を差し伸べることもできるだろう。マイヤー療法医としての経験を生かして書いた本書は、マイヤー的視点による腸と体全体との関係を独創的にとらえる方法を知る手がかりとなるはずである。その目的とするところは、酸塩基平衡において深く関係し合っている身体の仕組みを詳しく解説することである。

摂取した栄養は、だれの体でも同じ働きをするわけではない。人それぞれ消化能力が違うからである。消化能力は日を追って、時間を追って変化し得るし、生化学的な消化過程は、始まった後に全く違った道にそれることもあり得るのである。

この知見は重い病気を予防するため、また罹患後の病状の悪化を緩和するために役立つことだろう。私の経験から、少なくとも患者の生活の質は相当程度改善すると考えている。

1　理論の基礎

以下の章では、酸塩基平衡の生化学と診断についての基本的概念を紹介し、解説する。この概念は、酸と塩基の複雑な相互作用を根本から理解するために欠くことのできないものである。

1.1　化学的基本概念

酸性度を表すには0から14までのpH値を使う。

0	1	2	3	4	5	6	7	8	9	10	11	12	13	14
酸性			←				中性			→				塩基性

要 点
血液と大部分の体組織中の生物学的平衡値は、ほぼpH7.4の理想的な値である。

例えば、混じりけのない水は、酸と塩基の元素を同量含んでいる。酸の元素は水素イオン（H^+イオン）、塩基の元素は水酸化物イオン（OH^-イオン）の形をとるので、釣り合いのとれた状態となり、水は中性を示す。

簡潔に言えば、

- 酸とは酸性反応を示し、水素イオンを含む化合物である。
- 塩基とは塩基性反応を示し、水酸化物イオン（OH^-群）を含む化合物である。

血液のpH値は、極端な場合7.3～7.8の間で変動することがある。そのようなときには生体の緩衝能が重大な意味をもつ。もし緩衝能がなければ、酸を含んでいる食物はみな極端にpH値を変動させることになろう。

より詳しい生化学的事項についてはしかるべき文献を参照されたい（Greten 2005, Schmidt et al. 2004, Siegenthaler, Blum 2006）。

表1と表2に主要な酸と塩基の具体例を示す。

1.2　医療現場での測定方法

生化学者ザンダー（Sander）は、酸塩基平衡の実践的考察の分野のパイオニアとされている。彼は長年にわたる観察を通じて、尿の測定値から組織の状態を推測する方法の開発に成功した。今日的視点から特筆すべきことは、組織の酸性度が、食事内容やその摂り方に依存することを明らかにした点である。この測定法は正確であ

表1　主要な酸

化学式	名　称
無機酸	
H_2SO_4	硫酸
H_2SO_3	亜硫酸
HNO_3	硝酸
H_2CO_3	炭酸
H_3PO_4	リン酸
H_2SiO_3	ケイ酸
水素酸	
HCl	塩酸（塩化水素）
HF	フッ化水素
有機酸	
CH_3COOH	酢酸
CH_3CHOH	乳酸
$C_6H_8O_7$	クエン酸
$HCOOH$	蟻酸
$C_4H_6O_5$	リンゴ酸

表2　主要な塩基

化学式	名　称	水溶液の名称
アルカリ金属の塩基		
$NaOH$	水素化ナトリウム または苛性ソーダ	苛性ソーダ溶液
KOH	水酸化カリウム または苛性カリ	苛性カリ溶液
アルカリ土金属の塩基		
$Ca(OH)_2$	水酸化カルシウム または生石灰	カルシウム溶液、石灰水 または石灰溶液
$Mg(OH)_2$	水酸化マグネシウム	ほとんど水に溶けない
$Ba(OH)_2$	水酸化バリウム	水酸化バリウム溶液
アンモニウムの塩基		
NH_4OH	水酸化アンモニウム	アンモニウム溶液、 アンモン溶液 またはアンモニア水

るが、どの機関でも実施できる簡単なものではない。そこでグレーゼル（Glaesel）は、後年この尿測定法を改変した。ザンダーの方法は時間的にも装置の面でも負担が大きく、ほとんど使われていなかったからである。1995年になると、シュツットガルトのバイエル研究所が、簡便化した測定法を検査プログラムの中に採り入れ始めた。

血液・尿・唾液中のpH値、酸化還元能力、抵抗値の三つを測るヴィンセントの三次元測定も同じように、装置に大きなコストを要する（Elmau）。しかもこれら三つの測定値から、酸と塩基の状態をつかむのは困難で、塩基の緩衝能の判定も不可能である。

臨床検査では、血液ガス測定器を使うことによって、血液のpH値と酸素・炭酸の濃度がわかり、塩基欠乏状態が算出される。しかしより詳しい判定をするには緩衝能の測定が不可欠である。それなくしては完全な臨床像が得られないため、一面的な判定を下してしまうおそれがある。

イョルゲンヤン（Jörgenson）は1985年に、血液中の緩衝能を判定するために、実地に用いうる測定法を紹介している。後述するこの方法は極めて簡便で納得のいくものである。

1.3　体液診断法上の徴候

血液、尿、唾液の検査では、物質代謝現象の一瞬をとらえることしかできないが、そこには酸塩基平衡のとてつもなく大きい運動力学の存在が見てとれる。血液の測定値は体内におけるエネルギーの流れの一つの指標であるし、尿の測定値は排泄機能を反映し、唾液の測定値は体液の流れを示しているのである。

結合組織の中で起こっていることを測定で確かめるのは技術的に非常に困難である。しかし、私たち医者は、測定装置がなくても、すぐに使える「五感」という診断手段をもっている。

ラウフ（Rauch）は著書「マイヤー式診断法」の中で10の基準を示している。これらの基準は、五感を用いた診断をするために重要であり、酸塩基平衡の状態を診断する上で解釈の助けになる大切な事項である。この基準を使えば体内の変化を直ちに診断でき、間接的ではあるが、何が体の結合組織部に沈積したかを予測することもできる。その結果、血中の相対的な平衡関係を調整することが可能になる。

皮膚病の治療に際しては昔から言われていること、すなわち、皮膚は血液、言い換えれば内臓の働きを映す鏡だ、ということを繰り返し実感させられる。たいていの皮膚病は、体全体の原因治療を行わないかぎり良くならないというわけである。

10の身体的徴候をラウフの著書に準拠して説明しよう。

1.3.1　肌の色

白人の肌の色は通常明るいピンクの色調をしている。この理想的な状態は、健康な乳児や子どもにだけ見られるもので、大人にはまれである。

肌の状態の改善には、マイヤー法による腸内洗浄療法が適している。

肌の色の変化

- **青白色**

典型的な原因は貧血だが、中毒性の毛細血管痙縮によっても起こる。

- **赤・青紅色**

病状により、わずかに青みがかった赤から濃青色のチアノーゼまでが観察される。その後酸素の欠乏と炭酸の増加を伴う中毒性の毛細血管拡張が起こる。しばしば毛細血管増加も伴う。さらに心循環障害があるときも直接的、間接的な結果としてこのような皮膚の変色をみる。

- **灰青色・くすんだ灰色**

有害物質の蓄積にともなって表皮の角質化が起こる。この変化は慢性の便秘、腸の自家中毒、緩下剤やニコチンの乱用、あるいはその他の病気により発生する慢性の中毒性毛細血管損傷の結果である。

- **黄色**

黄色は肝臓や胆嚢に障害があるときに、ビリルビンの蓄積によって起こる。皮膚の変化は、酵素の数値に異常が出るより先に、肝臓に負荷がかかっていることを教える最初のサインである可能性がある。肝臓のもつ重要な解毒作用には、その機能を守るためにももっと関心を払うべきである。毒素の急激な増加は、薬をのんだ後や腸の自家中毒後、感染症にかかった後などに起こる。

- **緑色**

緑色への変化はほとんどの場合、急性の毒素過剰状態のときに起こる。感染症の初期、中毒の初期、急性胃腸炎などの場合である。特に子どもに多く見られる。嘔吐して酸を排出してしまえば、顔色は速やかに回復する。

- **褐色の斑点**

褐色の斑点や表皮は、目の周囲、乳房の下、わきの下、性器の周辺など、特に汗の多いところに発生する。そのような部分では、汗とともに有害物質、中でもインジカンのようなタンパク腐敗物質が排出される。高齢者にしばしばみられる色素変化やイボは、この排出機能の低下が原因である。

1.3.2　表　皮

健康な皮膚はピンク色をしていて、ビロードのようで柔らかく、すべすべつやつやして清潔である。弾力がなくひび割れて、がさがさしたり不潔に見える皮膚は、水分が不足して再生力が落ちていることを示している。湿っていたり、冷たく粘度の高い汗に覆われた皮膚は、汗腺が毒素による刺激を受けていることの表れである。また、異常に乾燥し、疲れてつやのない皮膚は、汗腺と皮脂腺が機能していないことを物語っている。剥離したりふけを生じている薄い皮膚は、栄養不良のときに見られる。

皮膚描画症（デルモグラフィー）は、4段階に区分され、体液の状態を示す基準となる。とがったものや硬いもので皮膚に機械的刺激を与えて判定する。

- 皮膚描画症　第1段階
  血管収縮神経の痙攣により淡い筋ができる。
- 皮膚描画症　第2段階
  血管の拡張により充血し、真っ赤になる。
- 皮膚描画症　第3段階
  赤くなり、じんましん様の腫脹が見られ、熱感とともに弱い痛みがある。炎症による血管拡張が原因である。
- 皮膚描画症　第4段階
  皮膚が器質的に衰弱し、広範囲にわたって反応力を喪失した結果、ほぼ無反応となる。

1.3.3　肌の張り

正常な肌は、きめが細かく、膨らんで弾力性をもった張りのある組織により、ぴったりフィットしたトリコットのように体にしっかり張りついている。皮膚のこの特性は、正常トーヌスによるものである。体液中の毒素はトーヌスを変性させ、その影響が顔面に特徴的な変化となって現れる。

変性のステージ

- 正常期
- 興奮期
- 衰退期
- 変性期

さらに詳しい知識を得るには、ラウフの「マイヤー式診断と治療の手引き」を参照されたい。

1.3.4　毛　髪

健康な毛髪は絹のようにつややかで、弾力があり、鮮やかな色をし、しなやかで、たいていは軽くウエーブがかかっている。髪の状態は毛乳頭と、毛脂腺が分泌する体液の状態に左右される。

毛髪の損傷状態のステージ

- 第1期

有害物質が毛脂腺に有毒な刺激を与え、興奮期が始まる。毛脂腺は、過剰で質の悪い頭脂を産生する。結果として髪はすぐに脂っぽくなり、べとつき、くっつき合い、汚れる。

- 第2期

毛乳頭と毛脂腺の働きの衰えにより髪が乾き、ぼさぼさ、かさかさになり、つやもなくなる。ふけが出る。

- 第3期

変性期には、毛髪は細く短くなり、先端が枝別れし、切れたり抜けやすくなる。

- 第4期

毛乳頭は破壊され、残っていた髪も抜け落ち、禿頭になる。

1.3.5　爪

健康な爪は丈夫で弾力があり、すべすべしてつやがある。また、きれいなアーチ状で、ピンク色をしていて、はっきりした白い半月があるのが良い。縦に肥厚しているのは、刺激物質によって血液が強く汚染されたサインである。横に肥厚している場合は、一時的に有害条件下で麻痺が起こり、爪溝の成長力が低下したことを示す。細かく砕けたり、わずかに割れ目が入っているのはミネラル不足、特にカルシウムとケイ酸が不足している徴(しるし)である。

1.3.6　強　膜

目の真皮は澄んだ白い色をしていなければならない。最も多く見られる変化は胆汁色素の沈積であり、亜黄疸に進展する。その時点ではまだ肝機能の数値に変化は見られない。まずは肝臓が代償作用を発揮して、有害物質を処理するからである。後のステージになってようやく肝機能の数値が病理学的に異常を示す。仮に肝臓組織の3分の1が破壊されたとしても、肝機能はなお正常値を保つ。

1.3.7　結　膜

目の検査では主に結膜の状態が判定される。青白いのは貧血の典型的症状である。一方、真っ赤になるのは炎症のサインである。原因は外的なもの(度の合わないメガネ、テレビ、車の運転、塵埃、喫煙)と、内的なものの両方が考えられる。内的原因とは、毒素が涙とともに分泌されて、恒常的な結膜の刺激性炎症を起こすことである。これは慢性結膜炎に見られ、正しい解毒治療をしないと治癒しない。

独特なものは涙の跡で、目尻から脇に沿って伸びる褐色の皮膚の筋として現れる。この筋も就寝中に流れ出る有害物質を含む涙によって生じる。よく観察すれば、患者が左右どちらを下にして寝ているかがわかることさえある。下になっている側の跡の方がはっきりしているからである。

朝、起きたときによく目頭についている目やにも、排泄物が就寝中に固まってできたものである。

1.3.8　口

正常な口は開口部が一直線で、上唇と下唇で作る口角がはっきりしていて、赤い色をしている。興奮期には唇は外側に巻き、赤みが顕著になり、暗赤色に変わっていく。変性が進むと口唇が薄くなり、暗い色に変わる。しばしば口角が垂れ下がる。組織のアシドーシスがさらに進行すれば、唇が欠損し、口の「割れ目」が残るだけとなる。

1.3.9　舌

正常な舌は小さく、むらなくピンク色をしている。湿っていて舌苔がついていない。乾いた舌は唾液腺の働きが落ちている証である。舌が乾けば乾くほど、乾燥症や一般的な中毒状態が強くなる。

厚くて白色や黄色をした舌苔は、ニコチンの乱用や胃腸管内に著しい障害があるときなどに見られる。

> **要 点**
> 酸塩基平衡の判定には舌の酸性化の発現がたいへん重要である。舌が部分的に真っ赤になり、ひびや割れ目ができる。

1.3.10　悪　臭

口臭の判定には、原因が口腔自体にあるのか、気管支の領域にあるのか、あるいは胃腸管にあるのかをつきとめる必要がある。汗臭は、「第三の腎臓」といわれる皮膚が、代償行為として毒素や酸を排泄しなければならないときに発生する。

1.4　酸塩基平衡の基本概念

> **要 点**
> 酸塩基平衡を観察するにあたって基本となるのは、胃壁細胞がもつ二重機能である。次の式で表されるように、胃壁細胞は重炭酸ナトリウムと塩酸の両方を産生している。
>
> $$NaCl + CO_2 + H_2O = NaHCO_3 + HCl$$

産生された塩酸は、最も強い酸として胃内部に留まり、炭酸水素ナトリウムは最も強い塩基として血液中に移行する。壁細胞がなければ、酸も塩基も産生されない。

要 点

ザンダーは、酸の供給は外からも内からも行われるが、塩基の供給は常に外からしかできないことを強調している。

好塩基性器官

- 唾液腺
- 肝臓
- 胆嚢
- 膵臓
- 十二指腸のブルンナー腺
- 小腸・大腸のリーベルキューン腺

これらの器官からは、24時間あたり表3に示した液量が産生されている。

表3 好塩基性器官の24時間あたりの産生液量

分泌液	量(単位 ℓ)	pH値
唾 液	1.5	6.20-6.80
胃 液	2.5	1.00-2.00
胆 汁	0.5-1.5	7.50-8.80
膵 液	0.7	7.50-8.80
腸 液	3	6.30-8.00

特異的なのは、成人女性の膣のpH値である。デーデルライン桿菌と呼ばれる乳酸菌により、pH値が3.80～4.50になる。この低いpH値が他の細菌の繁殖を阻害し、外から子宮頸管を通って上がろうとする病原菌の侵入を防いでいる(感染予防と自浄作用)。精液は、この酸性度の高い膣分泌液を中和して精子を通過させるために、十分な塩基性を有することが必要である。

生体組織内のpH値の一覧を表4に示す。

人体の物質代謝においては、酸塩基平衡が保たれている。潮の干満のように、酸と塩基の充溢により体はこの平衡を保つことができる。

表4　生体組織のpH値一覧

分泌液または器官	pH値
唾　液	6.20-6.80
胃	1.20-2.00
膵　液	7.50-8.80
十二指腸	4.80-8.20
胆　汁	7.50-8.80
空　腸	6.30-7.30
結　腸	7.50-8.00
直　腸	7.00-7.50
血　漿	7.35-7.45
結合組織液	7.35-7.45
結膜表層涙液	7.30-8.00
脳脊髄液	7.30-7.40
尿	4.80-8.00
汗	4.00-6.80
筋細胞組織間液	6.10-6.90
関節液	7.40-7.80
膣	3.80-4.50
精　液	7.50-8.00
羊　水	8.00-8.50

腎臓の働きにより、以下のような尿pH値の変動が見られる。

7時　酸性尿／10時　中性尿／13時　酸性尿／16時　塩基性尿

その後酸性尿／21時　再び塩基性尿

塩基の満潮が朝食後の午前8時〜10時と昼食後の午後2時〜4時に来るのが理想的である。

代謝産物がたまっているかどうかは尿のpH値を測れば簡単に判定できる。一日の測定値がすべて酸性域にとどまるからである。

人が酸性に代謝される食物（表17　128ページ）を摂取するとき、体内で調和のとれた平衡状態を保つためには、緩衝能がいつでも働く状態になっていなければならない。結合組織のコラーゲン線維（27ページ参照）は中間倉庫の役割を果たす。例えばスポーツ選手の筋肉にできる乳酸は、この働きによって一時貯蔵される。この仕組みがなければ、血中pH値が極端に変動し、極度の危険状態に陥ることになろう。

血流中の緩衝能を維持するために、体は酸を血管から隣接する組織へと運び出す。まずは結合組織のような「単純な」組織へ、その後いよいよ神経系統やホルモン系といったより重要な器官へ運び出していく。すると組織が酸過多状態に陥る。仮にある臓器、またはある臓器の領域に酸過多が生じれば、局所アシドーシスとなる(Kern)。

潜在性アシドーシスは過渡的段階と理解される。体がまだ酸を緩衝する能力を持ってはいるが、塩基の蓄えをすでに器官から取り崩さなければならなくなった段階である。しかし、pH値そのものの変動は当面ごくわずかにとどまる。

1.5　アシドーシスの発生

酸過多によるアシドーシスの発生には最も注意を払わなければならない。原因治療をしようとすれば、アシドーシスに対する対処が不可欠だからである。

アシドーシスの原因

- 内因性
  - ＊慢性腸内発酵による大量の酸の産生
  - ＊内分泌腺の機能異常(糖尿病、肝障害)による大量の酸の産生
  - ＊正常な腎臓の機能低下
  - ＊胃の壁細胞の機能低下による正常な塩基満潮の消失
- 外因性
  - ＊誤った調理方法や生鮮青果物の欠乏による塩基摂取不足
  - ＊タンパク質の過剰摂取とリン酸塩・硫酸塩の産生による塩基の収奪
  - ＊ケト酸、乳酸、その他有機酸の発生とともに起こる炭水化物と脂肪の消化不全

これら二つのグループはアシドーシス発生の主要原因である。それ以外にも次のような可能性を考慮する必要がある。

- 空腹
- 発熱
- 下痢
- 肝硬変など肝臓疾患
- 胆嚢疾患
- 心不全時の一般的低酸素血症
- 重大な身体負荷
- 中毒
- 窒息
- 低体温症

- 末梢部や脳の血行不全、火傷による局所的低酸素症
- 化学物質による中毒
- 細菌性毒素
- 白血病
- 骨髄腫
- 先天性乳酸アシドーシス
- 糖原病
- アジソン病
- 甲状腺機能症候群
- ウィルソン病
- 果糖不耐症
- 利尿剤
- 原発性・続発性アルドステロン症
- コーチゾン治療

1.6 アシドーシスのステージ区分

アシドーシスのステージの判定には、血液の正常pH値に対する偏差が基本となる。

要 点

人体におけるpH正常値は、静脈血で7.32〜7.43、動脈血で7.35〜7.45である。7.35以下に下がることをアシドーシス、7.50以上に上がることをアルカローシスと呼ぶ。この場合、緩衝能の変動は考慮されない。

塩基性あるいは酸性領域へのpH値の偏差から大ざっぱな区分規準ができる。この規準は、酸塩基平衡の見地から、緩衝能の変動を修正するためのものである。

アシドーシスの判定― イョルゲンセンによる

- 塩基欠乏を伴う代謝性アシドーシス(血中緩衝能力が低下したとき)
- 塩基過剰を伴う呼吸性アシドーシス(臨床ではごくまれ)
- 潜在性アシドーシス＝緩衝塩基の代償能の減少。pH値が正常域を下回ることはない

臨床では、潜在性アシドーシスが最も多く見られる。より重度のアシドーシスについては、以下に示すステージ区分が役に立つ。

1.6.1 理想の状態

血液が最適な酸塩基平衡状態を保ち、体液病理学の視点から組織中に病的な何

ものも存在しない身体の状態が理想的であるが、そのような状態は、今日では実際のところ生まれて間もない乳児にしかありえない。妊娠が理想的な酸塩基条件下で経過することがその前提となる。もう一つの前提条件となるのは授乳である。母乳成分の重要性に異論をはさむ余地はない。母から子へ免疫グロブリンを引き渡すという観点からも、その重要性は明らかである。授乳するときに大切なことは、乳児の口に一口ずつ乳を含ませて、唾液と混ざり合うように配慮することである。その結果、乳は次の消化過程にふさわしい状態に調えられる。授乳後に乳児が吐いたとき、その吐瀉物には不快なすえたにおいはなく、かすかに醗酵したミルクのような芳香がする。

1.6.2　潜在性アシドーシス

現在ではこのステージは正常とみなされている。緩衝塩基の代償性減少が起こっているものの、pH値の変化はない。すでに酸基が貯蔵スペースに充満しているが、本人が病変を感じることはまれである。しかし最初の体液病理学的徴候は発現している可能性がある。

このステージは、長い間無症状で経過してきたとはいえ、今日明日にも発症しかねないという状態であり、危険である。たいていの場合は、足が冷えたせいではないか、職場の同僚の流感がうつったのでは、などと急性の病因を探してあれこれ考えあぐねることになる。患者はよもや自分に原因があるとは思いもしないのである。

1.6.3　急性アシドーシス

急性の感染症で急性アシドーシスに陥るような場合がこの例である。排泄器官（腎臓、腸、気道）はフル回転し、炎症、カタル、発熱、その他の排泄手段（吐瀉、下痢、多尿）によって有害物質（＝主に酸基）を排出しようとする。このステージはレッケヴェーク（Reckeweg）によれば、排出期または排泄期と呼ばれる。

1.6.4　慢性アシドーシス

この病態は、慢性リウマチ患者が軟部組織のリウマチや線維筋痛症を併発しているような場合にみられる。体液病理学上はっきり変化が認められ、重篤な変化が起こることもある。

変性疾患の初期症状はこのステージで発現する。長期観察の結果、残念ながら次のことが明らかになっている。すなわち、人は十分な塩基の蓄えをもっていたにもかかわらず、その膨大な蓄えも使い尽くして、「青天の霹靂」のごとく命にかかわる重病に襲われるということである。とはいえ、その予兆は潜在性アシドーシスの段階ですでに整っており、ささいなきっかけから、満杯の樽に最後の一滴が落ちるごとく、ついに防波堤が切れてしまうのである。ここで適切な生物学的な処置を行うことによりレッケヴェークのいう「復旧」が実現されなければ、変性は進行する。

先ごろコイら(Coy, Dressler, Wilde, Shubert)が発表したがん細胞の物質代謝の研究によると、糖代謝においても、グルコースとタンパク質が不可逆的結合をすることを指摘している。これは、特に組織の中での回復し得ない細胞損傷を招きかねない。糖尿病患者では、長期間にわたって濃度の高いグルコースにさらされることにより、網膜、ニューロン、内皮細胞などが傷つけられ、その結果、網膜疾患、神経障害、血管損傷が起こる。これら傷ついた組織は、やがて失明、神経損傷、心筋梗塞を招く可能性をもっている。

そこでは次のようにして悪循環が起きる。血流が悪化すると、酸素が足りなくなるため嫌気性解糖が起こる。このとき同時に健康な細胞で乳酸が産生される。持続的に高濃度の乳酸にさらされることにより、初期段階にあった損傷はますます進行していく。

1.6.5 局所アシドーシス

ケルンとヴェント(Kern, Wendt)によれば、動脈硬化症に分類された数多くの臓器疾患は、酸塩基平衡の見地からは、組織の局所アシドーシス性損傷または局所アシドーシス性カタストロフィーとみなされる。アシドーシス性の赤血球硬化(40ページ参照)によって、とりわけ末梢血管に血流の局所的閉塞が起こり、組織が酸欠と酸の産生により壊死していく。この局所的組織アシドーシスは特に、脳では卒中発作、心臓では心筋梗塞、下腿では壊疽を起こす原因となる。

運動をしたり、グルコースの供給を徹底的に減らしたりしてグルコースを完全に分解することは、食事療法をする上で最も重要である。同時に酸素の供給を正常に戻し、乳糖の産生を伴う嫌気性解糖を食い止めるために、血流の改善も必要となる。

1.6.6 致死性アシドーシス

重篤なケースでは、体の酸排出作用が限界に達し、酸の濃度の上昇が止まらなくなる。やがてアシドーシスにより死に至る。脳が死に、心臓が停止しても、全ての体細胞が同時に死滅するわけではない。筋肉細胞内で嫌気性解糖作用が働き、乳酸がたまっていく。それが死後硬直をもたらす。その後酵素によるタンパク質の分解によって硬直は解消する。

従って、体の酸と塩基のバランスを限りなく正常なステージに近づけるように、私たちは努力を続けなければならない。仮に酸の貯蔵庫を完全に空にできないとしても、血液中にある程度の良好な酸塩基平衡を保つように試みるべきである。そうすれば、長期間、重い病気にかからずに過ごすことができよう。また、すでに病気をもっている場合でも、平衡能を改善すれば、生活の質をかなり高めることができるだろう。

1.7　アルカローシス

要 点

アルカローシスは、pH値が7.5以上に上昇する酸塩基障害の一つと定義される。このとき呼吸性アルカローシスが塩基欠乏に伴って現れ、また代謝性アルカローシスが塩基過剰に伴って現れる。

呼吸性アルカローシス（過換気による二酸化炭素排出の増加）の原因となるものは以下のとおりである。

- 外傷、腫瘍、脳炎による呼吸中枢の神経損傷
- ホルモン性のもの（月経前、妊娠）
- 外傷性ショック
- 毒素（肝硬変など）
- 低酸素症（高地、高熱、貧血による）
- 機能的なもの（自律神経にかかわるもの、不安、苦痛）

この病態は、日常の診療ではほとんどが塩基欠乏性アルカローシスとして認められる。すなわち、実際は隠れたアシドーシスである。持続的に逆の調節が働くためpH値の上昇が起こると考えられる。つまり呼吸活動が亢進して、二酸化炭素が呼気と一緒に吐き出されるためである。その反応式は次のとおりである。

$$H^+ + HCO_3^- = H_2CO_3 = CO_2 + H_2O$$

排出される個々のH^+イオンは、重炭酸塩分子を伴って消費し、塩基の欠乏状態をますます悪化させる。

一方でミネラルイオンが組織から血中に移行する代償性放出によってpH値が上昇することがある。それが代謝性アルカローシスで、原因は次のものである。

- 重炭酸塩、乳酸塩、クエン酸、乳汁の供給過剰
- 酸性胃内容物の嘔吐
- 噴門がん

私の記憶に残るクローン病の若い女性救急患者の場合、2日間にわたり激しい嘔吐が続いた。腸疾患をもつ患者は、もともといつも強い酸の負荷下にあるので、私は塩基剤の点滴処置をしてからイョルゲンセン法（38ページ参照）による測定を行った。驚いたことに、pH値は7.58と非常に高く、緩衝能も正常値を示した。塩基剤の点滴は彼女の不調をより悪化させたので、ミネラル溶液の処置に変更すると容態は回復した。このケースでは、非常に強い嘔吐により酸が欠乏する結果となり、アルカローシスが生じていたのである。

アルカローシスの発現はむろん臨床では例外的であり、この代謝変動は、上述のような状況でのみ考え得る。

2　内臓機能の調和

生体内で行われている酸と塩基の相互作用は、ザンダーによれば、次のことを手がかりにして具体的に説明できる。

- 食物を介した外部からの供給
- 体内での生理学的代謝産物の供給
- 慢性腸内発酵や代謝疾患（糖尿病など）による体内での非生理学的代謝産物の供給
- 腎臓と腸を経由する酸と塩基の搬出
- 肺を経由する炭酸の排出
- 胃での塩酸と重炭酸ナトリウムの生理学的産生
- 酸と塩基のための貯蔵庫の性状と容量
- これら機能と臓器の働きすべての調整および時間的一致

さまざまな臓器の役割を個別に、より詳しく述べていこう。

2.1　胃──酸の産生・分泌の中枢

まずは胸焼けを起こす急性胃酸過多の例から始めよう。胃の壁細胞が過剰反応し、食物の消化に必要な量以上の塩酸を産生してしまう状態である。

ザンダーは、このことを著書の中でモデルとして紹介している。胃酸と対になって発生した炭酸水素ナトリウムはただちに血液中に出て行くので、もし好塩基性の臓器（肝臓、胆嚢、膵臓、小腸）がこの塩基の洪水を受け入れなければ、深刻なアルカローシスを引き起こしかねない。これらの臓器が消化のためにさらに塩基を必要とするとき、胃はより多くの炭酸水素ナトリウムを作り出さねばならないが、それに伴って塩酸も過剰に作られる。この現象が胸焼けとして現れるのである。

このように、壁細胞がもつ二重機能は、生化学的基本となる重要な課題である。胃酸分泌抑制剤やプロトンポンプ阻害薬を使った最新の治療によって塩酸の産生が妨げられたとしても、同時に塩基の産生も抑制されてしまう。

胸焼けはいまや多くの人にとってごくあたりまえの病気になっているが、医学部で教える医学は依然として、生理学にかなった治療法である炭酸水素ナトリウムの投与の意義を否定している。

図1は食塩が人体でどのように循環するかを胃における塩酸産生の状況とともに示している。

製薬メーカーによれば、制酸剤の服用によって胃腔内のpH値は上昇し、長時間にわたり4という高値を保つという。すると塩基節約機序が働くようになる。胃腔内の

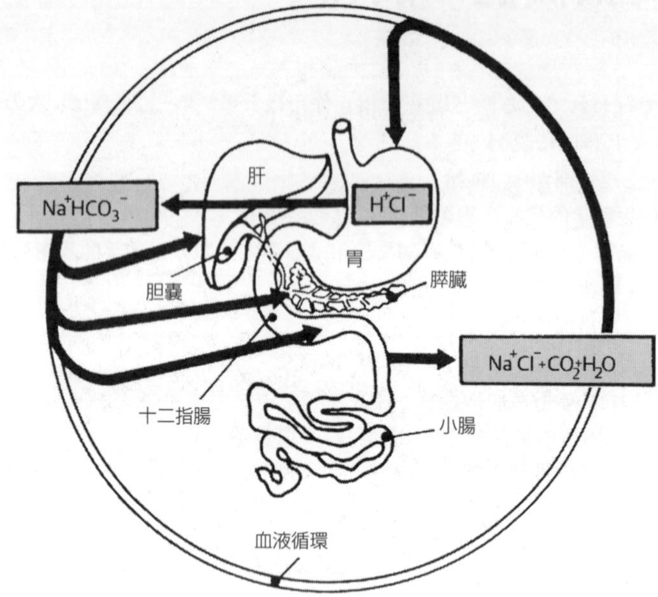

NaCl	塩化ナトリウム
Na	ナトリウム
NCl	塩酸
$NaHCO_3$	重炭酸ナトリウム
CO_2	二酸化炭素
H_2O	水

図1　食塩の循環と胃における塩酸の産生の図式
(出典：Glaesel K『Heilung ohne Wunder und Nebenwirkungen』Konstanz: Labor Glaesel；1986:22)

pH値が上がれば、胃内容物のpH値はもはや1～2という低い値を示すことはなくなり、十二指腸に送られるときに、そのpHを4から8まで上げるだけの緩衝能があればすむからである。しかし、患者が生活習慣や食事習慣を改めなければ、酸による苦痛を和らげるため、または好塩基器官の維持に必要な塩基貯蔵庫を補充するために、ずっと制酸剤の服用に頼らざるを得ない。制酸剤の投与は原因治療ではなく対症療法にすぎないからである(51ページ参照)。この酸ブロック療法は「胃の保護」を名目にしているが、それは、胃内のpH値が4まで上がっていれば、胃粘膜を刺激する薬(特に鎮痛薬)を服用したときでさえ、胃酸がもはや粘膜への強い攻撃性を示さなくなることによる。

胃の中で起こっている塩酸の産生には、当然ながら自律神経系が大きな影響を与えている。迷走神経はいわばコレクターとして人体に入ってくる全ての情報を取り込む。ストレスや忙しさはもろに酸の分泌に影響を与え、たちまち胃の圧痛感をもたらす。そのほとんどの場合に胸焼けを伴う。そのとき、もし抗ストレス反応により交感神経が働いて酸の充溢が生じると、体は自律的に塩基を産生したり追加したりしようとする。

粘膜障壁は、重炭酸塩だけでなく粘液、プロスタグランジン、上皮の再生によっても作られる。

図2は、胃が内容物を送り出す機能をわかりやすく示したものである。食物が酸性の胃液と十分に混じると、最初の一かたまりが胃の出口から十二指腸の方へ押し出

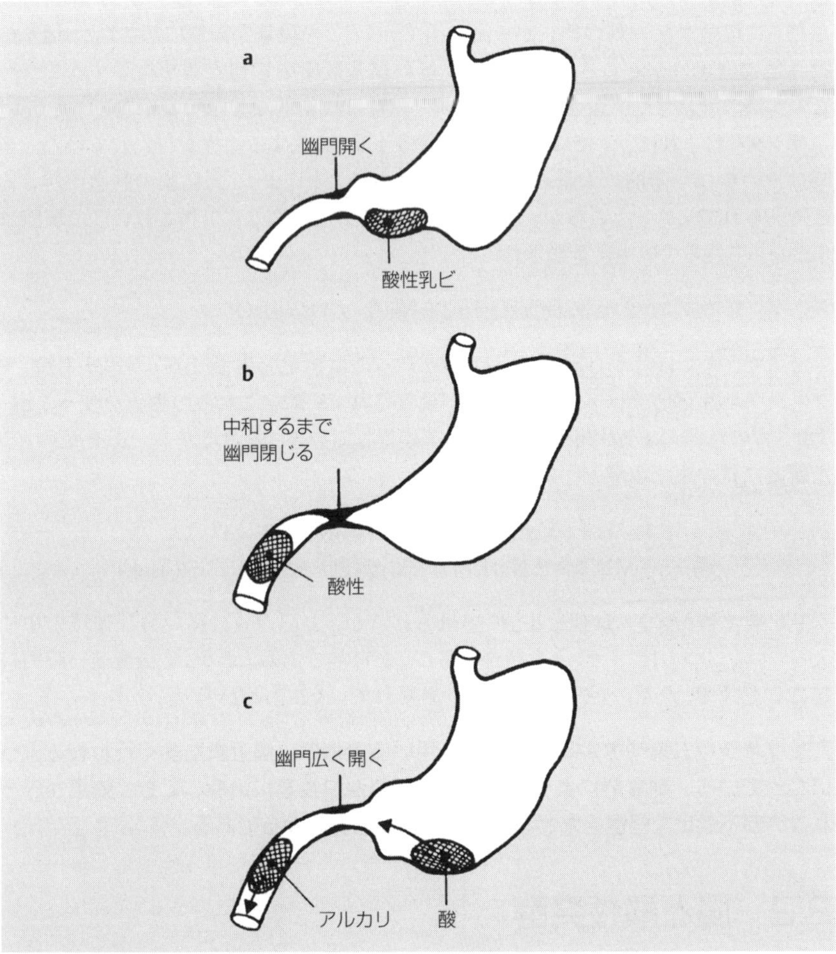

図2　化学的刺激による幽門の調節
（出典：Glaesel K『Heilung ohne Wunder und Nebenwirkungen』Konstanz: Labor Glaesel; 1986:21）

される。そこで肝臓と膵臓から分泌される消化液によって中和された後、次の消化過程に送られる。すると閉まっていた胃の出口がまた開く。ただし消化液の産生が妨げられたときは、酸性の糜汁が中和されるまでに時間を要する。

2.1.1　炭酸水素ナトリウムの投与

炭酸水素ナトリウムに誘発されて酸が生じることが問題となりそうだが、酸は炭酸水素ナトリウムの投与、胃洗浄、嘔吐または水による希釈によって除くことができる。塩酸がある濃度に達したとき、胃の壁細胞は、H^+イオン障壁によって塩酸の産生をやめる。塩酸が取り除かれてこの障壁が開かれれば、潜在的アシドーシスがある場合は、ただちに塩酸が酸過剰の器官から流れ出ていく。この現象が大量に起こると、塩基の投与後に胸焼けが起こる。つづけて少量の塩基散薬や適切な薬を投与することで、この大量の酸はすぐ中和される。H^+イオン障壁は技術的な意味で安全弁といえる。

ザンダーによれば、すでに昔から重炭酸ナトリウムによる治療が行われていた。当時は胃の中に一時的に大量の塩酸が分泌されることにより、胃粘膜の刺激が起こると考えられていた。ところが、塩酸は全て次の方程式により中和され、胃の塩酸は塩となって残らず尿中に排泄される。

$$NaHCO_3 + HCl = NaCl + CO_2 + H_2O$$

そこで、すでに昔から$MgCl_2$、$AlCl_3$といった塩類を発生させるアルカリ土類（マグネシウム塩）や土類（アルミニウム）が投与されていた。これらの物質を使うことにより、胃の塩酸の3分の2が再び血液中に移行していき、貯蔵塩基の一部を使い、また新たに胃の中で塩酸として蓄えられる。

胃：　$3\ MgO + 6\ HCl = 3\ MgCl_2 + 3\ H_2O$

腸：　$3\ MgCl_2 + 2\ NaH_2PO_4 = Mg_3(PO_4)_2 + 4\ HCl + 2\ NaCl$

リン酸マグネシウムは便とともに排泄されるが、上記の式に従い再び循環の中に入っていく二つのH^+イオンとも結合することが可能である。こうして緩衝は一時的に起こるだけで、ただの1モルの酸も体から離れていくことはない。

マグネシウム塩やアルミニウム塩を用いる治療は、最近また多く行われるようになっている。制酸剤によってあまりに頻繁かつ性急に治療しても、効果がみられないか不満足な経過をたどることがしばしばあるからである。

2.2　腸と酸性発酵

糜汁となった消化物は、胃を通過すると十二指腸を経て小腸にたどり着く。理想的な腸内環境においては、消化液と必要な腸内細菌とがうまく関わりあい、共生関係が生まれる。もし酸塩基平衡が乱されると、胃の場合と同じように好塩基性臓器は衰弱する。衰弱といっても、臓器の欠損に匹敵するほど激しいものではなく、単に機能が抑制されるという程度のものである。

通常、小腸に入った消化物は、消化液の助けを借りて問題なく消化される。小腸そのものは細菌のいない理想的な環境をもっているが、大腸には体に固有の細菌叢が存在する。慢性の障害があると細菌が大腸から小腸に上がってくることがあり、カンジダ菌も出現し得る。そうなれば小腸でも病的な発酵が起こる可能性がある。この発酵は37℃の体温と大腸由来の細菌、それに発酵しやすくセルロースを含む食物によって活性化する。人は体内にそれぞれ独自の発酵用のタンクをもっているのである。

2.2.1　下　痢

腸絨毛はその「持ち主」である人間より賢明である。腸絨毛は酸の受け入れを拒む。そのため酸を多く含む食事の後に下痢を起こすことがある。また腸絨毛は、腸の領域に強い酸が入ると働きを止めるので、糜汁となった食物消化物は濃縮されずに腸から出ていく。下剤もたいてい強い酸を含んでいる。コッホ(Koch)は、この事実を著書『酸性の食物が病気を生む』で詳述している。もっとも全ての食物を摂取前に中和せよというコッホの奨励する食事方法は、大半の人からそっぽを向かれるだろう。その理由は、「酸っぱい食物」を摂れば中和作用を得られること(125ページ参照)、食品または果物の自然の味がすっかり変わってしまうこと、さらに長期間の食養生時に常時炭酸カルシウムを補給することにより、ビタミンB_1とB_{12}の摂取が阻害される可能性があることなどである。

日常の診療で下痢症状はしばしばみられるものである。なかでも宴会で酸性の食品(128ページ　表17参照)を多量に摂った後や食べ合わせの悪い食事をしたときに多い。患者はとにかく早く下痢を止めてほしいと望む。もう少しで腸が酸を排出しきるところまできているというのに。

こういった下痢症状はたいていの場合、一般的疾患の重症化から体を守る安全弁となっている。それは死を防ぐほどの効力はないが、腸絨毛が働きを抑えることで有害物質や病原体の取り込みを回避するのである。

> 下痢をしたときは吸収性の物質を摂取するとよい。例えば炭水化物を濃縮するのに製品化されている薬用炭や治療土(Luvos®やBullrich治療土など)、またはエダウチオオバコの種子(*Plantago ovata*)などである。

2.2.2　自家中毒

これらの生化学的、病理学的事実が出発点となり、自家中毒という言葉が生まれ、腸中毒とも呼ばれるようになった。ロールフスらは、その著書『自家中毒とがんの発生』でこの問題と取り組んだ(Rohlffs、Rodrian、Pirlet)。

その報告によれば、多くの病気は地域によって発生の頻度が異なり、栄養状態の地域差が特定の病像の現れ方を変えるという。さらに、過剰に摂取された食物の一部は十分に消化されず、下方の腸で細菌の作用により腐敗するという。

このとき発生する物質の中に毒性・発がん性を示すものがある。細菌が生むこうした腐敗物の中には、腸粘膜上に局所的作用を及ぼしたり、吸収された後に、これまでほとんど知られていなかった作用を他の臓器に広げるものがあることを考えておかねばならない。この病因論的考え方は、未だにしばしば懐疑的にみられるか、少なくとも十分に顧みられているとはいえない。そこから「自家中毒」という概念で言い表されるようになったのである。

上述の著書では、小腸の下部と大腸で発酵と腐敗が進行することを指摘している。便の中にアルコール発酵による産生物が検出され、その時々で検出される産生物の量に大きな違いがあることが明らかになった。動物実験による研究では、やや高濃度のアルコール混合物を経口投与すると、臓器損傷やがんを引き起こすさまざまな作用が起こり、寿命を縮めることが示された。便中に検出される各々のアルコール成分の量は、食物の組成、腸の内容物の通過時間、それに起因する細菌の作用の持続時間、および腸粘膜による吸収のしかたの違いにより変わった。これに対して適切な食養生をすることで、病毒の発生を防ぐことができた。また、物理療法は皮膚などからの病毒の排出を促進する。

また加地らによる日本における興味深い研究にもここで触れておきたい。彼らの報告では、24歳の女性患者が数週間前から、もっぱら炭水化物の多い食事をした1～2時間後に次のような症状を訴えていたという。

- 全身の衰弱
- めまい
- 吐き気
- 意識の混濁

受診した当日、患者は朝食後2時間して脱力状態に陥り、気絶し、意識不明のまま病院に運び込まれた。その原因は最終的にカンジダ・アルビカンスの感染とわかった。この菌は強い発酵を起こすため、発酵アルコールが産生され、このアルコールが中毒症状の引き金となった。薬による治療と発酵しやすい炭水化物に富む食品の摂取制限により、患者の症状は数日のうちに消失した。

この日本の症例は、日常の診療で経験する多くの事例を代表している。この知識を生かせば多くの患者が救われるであろう。

リート(Rieth)は、これと同じ問題を指摘し、『真菌症――抗菌食事法』という著書の中で食事の組み立てについて助言している。そこで彼が強調しているのは、糖を含む食品の排除である。リートは、カンジダ菌が寄生生物として通常人体に住み着くことはないと考えていた。しかし根本的な研究を始めてから約20年が経過し、約4分の3の人にカンジダ菌が寄生していることを認めざるを得なかった。ただ、この菌の作用を必要以上に重要視してはならない。不調を起こす原因はこの菌だけでなく、腸内細菌の環境もひっくるめたものであり、基本的な腸洗浄と腸内共生物（プロバイオテイック）の摂取によってカンジダ菌の活動を抑え込むことができるからである。同時に、残念ながら医学の世界で未だにみられるような、カンジダ菌の発生に対する過小評価も避けるべきである。一つの抗菌剤の単独服用で病気を治すことはほとんど不可能である。すでに強調したような糖の少ない食養生だけが治癒への基本である。

医療現場では、腸洗浄の後に病状がすっかり収まったという話を再三耳にする。しかし、糖の摂取量が増えたとたん、たちまちまた前の症状が現れてくる。このことから、患者に食事管理について啓蒙することが重要となる。とりわけ患者が顕著な効果を見ないまま、何度も糸状菌発育阻止剤を服用していた場合は重要である。さらに、パートナーの病気が関係している可能性もあるので、パートナーの治療も常に考慮するべきである。

2.3　血液――緩衝液・運搬媒体

現在、血液は自然科学的に解明されている。周知のとおり、その構成成分は次のとおりである。

- 赤血球
- 白血球
- 血小板
- 凝固因子

血液は全ての栄養素を取り込み、細胞から出る老廃物を排泄器官へ運ぶための運搬媒体である。運搬器官として機能するためには緩衝作用も担わなければならない。

そこで、血液には次のようないくつもの緩衝系が用意されている。

- リン酸緩衝系　5%
- タンパク緩衝系　7%
- ヘモグロビン緩衝系　35%
- 重炭酸緩衝系　53%

リン酸緩衝系とタンパク緩衝系は、従属的なものである。ヘモグロビンの緩衝作用は、ヘモグロビンの値に左右される。ヘモグロビン値が低すぎれば全体の緩衝能は下がり、赤血球増加症が起きれば、潜在性アシドーシスが隠されてしまう場合がある。

重炭酸緩衝系は肺と腎臓で維持される。肺を通じて炭酸ガスが呼気とともに排出され、腎臓を通じて気体以外の代謝最終産物や重炭酸イオンが排泄される。

血液中の緩衝作用がある特殊性を持つことに注目してほしい。酸塩基状態の測定では、ある瞬間の値を測っているにすぎない。従って、その時点での患者の状態が常に顧慮されねばならない。そのほか、運搬媒体の血液をできるだけきれいに保つことが体の務めである。つまり、酸の濃度が高まると緩衝作用が働くが、同時に運搬路上では、いろいろな組織に酸が引き渡されることになる。まずは「下位」の組織と器官へ、その後の段階で「高位」の器官へと酸の負荷がかかっていく。

流動平衡が働くので、結合組織の中に大量の酸が貯まっていても、血液はまだ相対的な緩衝作用を持つことができる。しかし貯まった酸が出て行くことはまれであるから、血液のpH値だけをみて酸塩基平衡を判断することはできない。

2.4　腎臓とその働き

腎臓は、アシドーシスやアルカローシスを補正するために、さまざまな機序を備えている(Shmidt et al.)。

2.4.1　重炭酸塩の緩衝機序

正常な腎臓では、腎糸球体のろ過液から出た重炭酸塩はまとめて尿細管で再吸収される。アルカローシスの場合は排泄量が大幅に増える。アシドーシスでは、増えた二酸化炭素の圧力により、腎尿細管での重炭酸塩の再吸収能力が高まる。この効果は腎臓の塩基節約機序である。この機序は亜鉛を含んだ炭酸脱水素酵素に依存している。

2.4.2　リン酸塩の緩衝機序

細胞から出たH^+イオンは尿細管腔のNa^+イオンと交換される。その結果、もとのNa_2HPO_4に代わってNaH_2PO_4が残り、排泄される。細胞から出たHCO_3は、再吸収されたNa^+イオンを伴って血液中に入る。すると血中の$NaHCO_3$の濃度が高くなる。二酸化炭素の含有量が増えれば、H^+イオンと尿細管腔からのNa^+イオンの交換量も増える。また、血液中に入っていく$NaHCO_3$も増え、崩れた酸と塩の比率が正常化する。

2.4.3　陽イオン交換

上述のように、尿細管ではH^+とK^+イオンがNa^+イオンと交換される。H^+イオン濃度が高ければより多くのH^+イオンが交換され、体は塩基の損失から守られる。

これは腎臓を経由して行なわれる唯一のH^+イオン排除行為であり、やはり亜鉛を含む炭酸脱水素酵素に依存している。

2.4.4　酸の排出

尿中のpH値が正常値の6を下回った場合、アセト酢酸のような有機酸が排泄され、塩基の損失を防ぐ。

年齢が上がるにつれてネフロンの数が減っていき、それに伴って腎臓を経由する酸排泄能力は衰えていく。その結果、細胞内の酸負荷や中和された酸の貯蔵量が増える。そこで皮膚を通じた酸の排泄を増やすことで、腎臓の老人生理学的負荷の軽減が図られるようになる（老人斑）。同時に、年齢が上がると血中pHの平均値が正常範囲内でわずかに上がる。一方で重炭酸塩の濃度は下がる。年齢とともに生理学的に上昇する酸の負荷はこのようにして起こる（Frassetto et al.）。これと並行して、年齢が上がると結合組織の構成要素の再生に時間がかかるようになり、酸の結合能力、貯蔵能力が落ちる。

古典的なジャガイモ・卵ダイエットによって腎臓の負荷は軽減できる（Worlitschek）。『いじめ？それとも賢い方法？』というタイトルでフュースル（Füeßl）が発表した研究では、腎機能不全患者の低タンパク食について言及している。彼は「要領のいい食養生」の効果は、タンパク質ではなくリン酸塩の制限に起因する場合があると結論づけた。それは、タンパク質とリン酸塩がしばしば同じ食品の中に存在するからである。

一方、進行した腎不全（糸球体ろ過量：GFR＜20 mℓ/分）の場合、腎臓がH^+イオンを排出する能力は明らかに制限され、代謝性アシドーシスに進展する（Schaefer）。

2.4.5　アンモニウム作用機序

pH値が下がっていくと、さらに別な塩基節約機序が力を発揮する。尿細管細胞中のグルタミナーゼの影響下で、グルタミン酸からアンモニア（アンモニア水・NH_3）が産生される。このNH_3は容易に尿細管細胞に浸透し、H^+イオンを取り込んでアンモニウム（NH_4^+）となる。これにより、NaClの排泄が減り、NH_4Clの排泄が増える。

また一方、アンモニアとアンモニウムがタンパク質代謝の中間物として産生され、肝臓内の余剰窒素（＝不要なアミノ酸）が排泄される。このとき腎臓と肝臓はどちらも同じように負荷を受けるので、肝臓の解毒を助け、ひいては腎機能の負荷を軽くすることが必要となる。

肝臓の解毒を目的として多数の植物性調剤が作られている。最近では、火山岩（ゼオライト類のクリノプチルライト）の粉末から作った調剤もあり、froximun®という名で店頭販売されている。この調剤はアンモニウムとアンモニアを直接結合させるため、持続的な肝臓・腎臓の負荷軽減に効果がある。

2.5　結合組織──酸の貯蔵庫

結合組織の基本的調整システムが発見されたことは、ピッシンガーとハイネ(Pischinger, Heine)の大きな功績である。このシステムは末梢血管、結合組織細胞、末梢自律神経系の機能が一体となったものである(図3)。生体内での酸塩基調節についての大まかな全体像を図4に示した。

この基本組織であるマトリックスについては、解剖学者ハイネがさらに研究、著述している。また、リンプラーとブロイヤー(Rimpler, Bräuer)はマトリックスの働きをわかりやすく図解している。

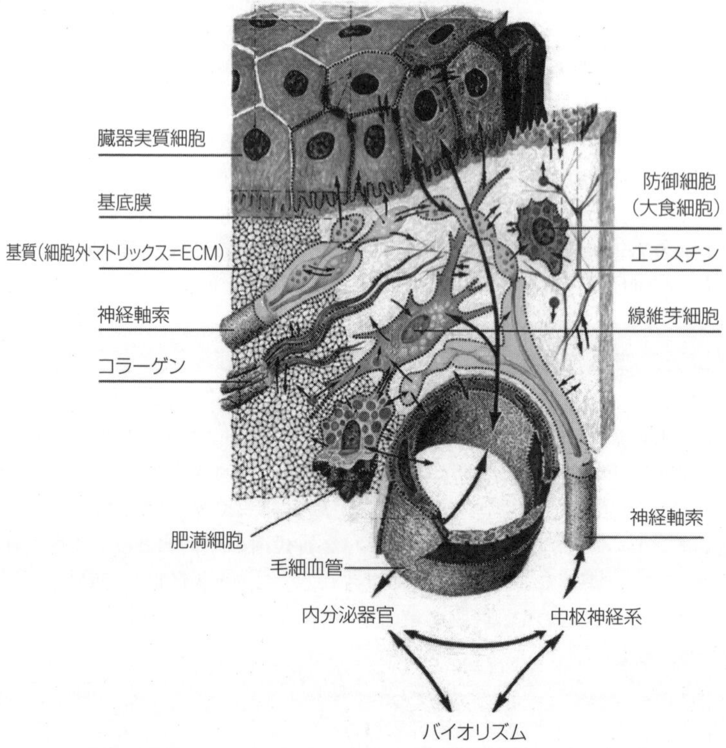

図3　末梢血管、細胞外マトリックス、末梢の自律神経軸索、結合組織細胞、臓器実質細胞の相互作用(矢印)の図(出典：Heine H: Lehrbuch der biologischen Medizin. 3. Aufl. Stuttgart: Hippokrates; 2006:58)

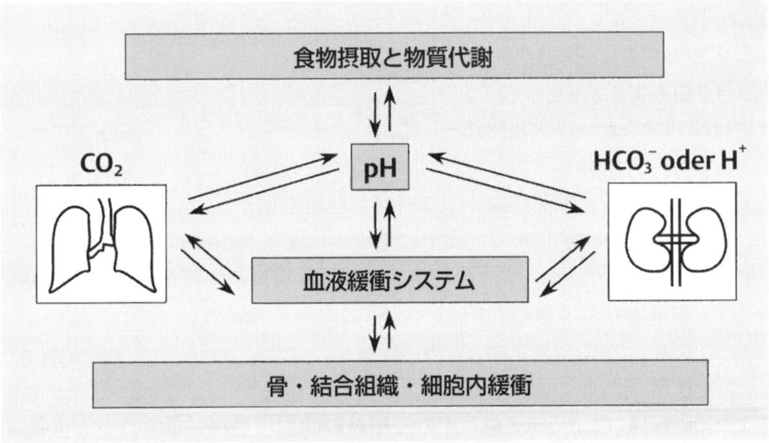

図4　酸塩基平衡の調節

2.5.1　細胞外マトリックス

上述の三組織の共同の作用・情報伝達に重要な意味をもつのは、細胞外液である。細胞外マトリックス（ECM）は、糖鎖が付加された糖タンパク質（プロテオグリカン、グルコサミノグリカン）、構造糖タンパク質（コラーゲン、エラスチン）、網目状糖タンパク質（特にフィブロネクチン、ラミニン）からなり、個々の細胞に接着する分子ふるいである。糖鎖が付加された糖タンパク質はECMの構造的な基本要素であり、負に荷電しているため、水との結合性やイオン交換性をもつ。ECMは、毛細血管や自律神経線維の上を通り、ホルモン系や中枢神経系へつながっていて、肉体精神的・精神肉体的現象の一つ一つがECMの状態に反映する。プロテオグリカンとグルコサミノグリカンは非常に大きな表面積をもつ多孔性の多糖類ゲルを構成する。それにより、化合物の生成において極めて多様な可能性を生みだす。加えてプロテオグリカンは細胞膜に入り込み、細胞骨格と結びつき、細胞の反応全体に影響をもたらす。

細胞や臓器を正常に維持するために、このマトリックスの分子ふるいを通る恒常的な流れが得られなければならない。リンパ管とそれにつながるリンパ節も直接この分子ふるいと接合している。リンパ系は、体全体に張りめぐらされた最大のシステムである。組織中に酸素とさまざまな成分を引き渡すときは、形態学上の性質、血中の流体の状況、および基質内での生化学的経過の影響を受ける。基質や間質のマトリックスを構成している細胞は線維芽細胞で、あらゆる情報刺激に対応して基質を合成する。基質は同時にタンパク質の貯蔵庫としての機能も果たす。

「建築足場」としてのプロテオグリカンは四つの栄養素全てを貯蔵することができる。

- 炭水化物をグルコースとガラクトースとして
- タンパク質をアミノ基として
- 脂肪は酸残基をもつ炭水化物鎖として
- 水

栄養過多になると線維芽細胞がコラーゲン合成を増やし、防御細胞が防御作用を減じ、親水性の残渣が沈積する。すでに血中の塩基性緩衝能が減少し、血液にそれ以上緩衝余力がないときは、酸性の物質代謝による塩類の沈積が決定的に促進する。その結果、血液から基本組織(マトリックス)の中へと「掃除」(=物質代謝スラグの除去)が行われる。こうして肺、腸、腎臓、肝臓といった排泄器官を病気や衰弱から守ることができる。

ハイネによれば、生きることは、その時期その時期に仕事、心の持ち方、環境、食事、年齢によるストレスに出会うことでもあるという。ストレスは特にカテコールアミン含有量を増やす。そのときにECM成分は、反応性の質的・量的変動を起こす。活性化されたタンパク分解酵素、加水分解酵素によりマトリックス成分の分解が促進される一方、脂質を旺盛に取り込み、プロテオグリカンが合成される。細胞はまた酸素ラジカルを多量に産生してストレスに反応する。すると前炎症状態が生じ、それに伴って急性期タンパク質が増加し、単球/マクロファージ(大食細胞)から腫瘍壊死因子α(TNF-α)がより多く産生される。これはまたグルコース利用障害(インスリン抵抗性)を誘発し、凝固システムの不安定化、高脂血症、慢性炎症(メタボリックシンドローム)化を起こす。

グルコース過多は、結果的にECM内の全ての糖成分の非発酵性分解をもたらす。その糖成分は、脂質が封じ込められている下で、酸素ラジカルによって重合を起こし、巨大な不溶性分子を生む。この過程はECMの「スラグ化」と呼ばれ、やがて慢性疾患や腫瘍を悪化させる危険性をもつポジティブ・フィードバックにを起こす。

アシドーシスがもたらすもの

ECMの酸過剰状態は、概日リズムで起こる物質代謝産物の摂取、貯蔵、放出を妨害する。コラーゲンとプロテオグリカン、グリコサミノグリカンに結びついている酸性分子を分離し、塩基緩衝でその酸性分子を中和する機能が十分働かなくなっているからである。ECMは潜在性アシドーシスの状態でスラグを作り始める。最終的には、もはやECM成分に結びつくことができず、緩衝も十分にされなかった酸が血液中に押し出されていき(糖尿病患者におけるケト酸など)、血液の緩衝能に負荷をかける。

ECMの組成もまた変化し、結合組織のストレス感受性遺伝子が活性化される。その遺伝子は、特にマクロファージに前炎症性サイトカインを産生させ、線維芽細胞には酸と強力に結びつくコラーゲンや不規則に網状結合するプロテオグリカン、グリコサミノグリカンのような不適当なECM要素を合成させる。

アシドーシスによって、分子ふるいや細胞代謝の本来の調整装置としてのECMの機能は低下する。その結果、原因が特定できない多様な自律神経的、機能的、精神的症状が発現する。

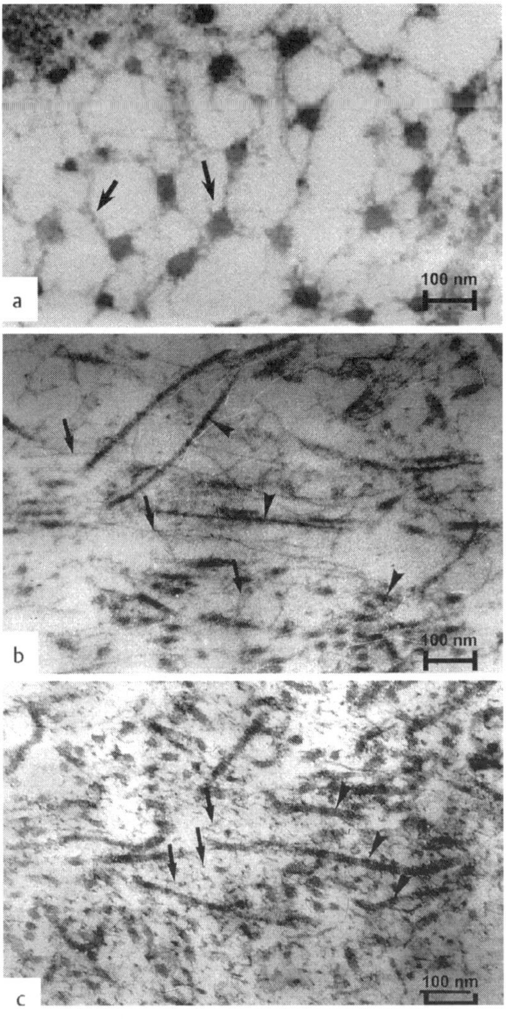

図5
表皮下ECMの年齢による超微細構造的変化
（出典：Heine H: Lehrbuch der biologischen Medizin. 3. Aufl. Stuttgart: Hippokrates; 2006:80）：

a）3歳児（長い矢印：プロテオグリカン、短い矢印：ヒアルロン酸の線維束）
b）63歳の健常な女性（矢頭：コラーゲン、矢印：プロテオグリカン・グリコサミノグリカン網）
c）63歳のメタボリックシンドロームのある女性（矢頭：「不明瞭な」コラーゲン筋原線維、矢印：プロテオグリカン・グリコサミノグリカン網中の沈殿物）

ハイネは、表皮下のECMの超微細構造の変化を写真で示した(図5)。3歳の子どもでは、まだ球状のプロテオグリカンの網状構造がはっきりしており、それに結びついているヒアルロン酸の細い線維の束がみえる。これに対して、63歳の「健康な」女性では、明らかなコラーゲンの増大とプロテオグリカン・グルコサミノグリカン網の減少が見てとれる。特にメタボリックシンドロームのある同年齢の女性では、変性が際立っている。プロテオグリカン、グルコサミノグリカンでできた網の中に、細かい沈殿物が現れている。これは、酸素ラジカルによるグルコース利用障害と過酸化状態の下で、非発酵性糖分解によってできたものである。

2.5.2　貯蔵タンパク質

貯蔵タンパク質中のコラーゲンと多糖類の比率は95対5である。一方、アミロイドのような病理学的糖タンパク質中の比率はコラーゲン42に対して多糖類58である。

貯蔵タンパク質とアミロイドは、他の分子と量においても組み合わせにおいてもさまざまに結合する(＝スラグ化する)可能性をもっている。主に下記のような物質と結合する。

- 免疫グロブリン
- リポタンパク質
- アルブミン
- アミノ酸
- 糖タンパク質
- 尿酸
- コレステロール
- 環境汚染物質
- 一酸化炭素ヘモグロビン

ヴェント(Wendt)によれば、過酸化状態になると基底膜が肥厚し、搬入、スラグの搬出双方を含めた代謝輸送機能全般が大きく損なわれる。彼はこの基底膜の肥厚が糖尿病の原因だと指摘している。なぜなら、必要なグルコース分子に基底膜を通過させるためには、より高い圧力勾配が必要となるからである。その一方で、搬出が妨げられることになり、これが軟部組織リウマチの発症原因と考えられている。フォルハルト(Volhard)はこの結合組織に腎臓の前座という的確な呼称を与えたが、今日、私たちはこの組織を最終的な排出に至るまでの中間倉庫と位置づけている。

この結合組織はあまりに大きいため、多くの酸基が長期間気づかれずに蓄積される。その濃度が高まったとき、初めて病気が発現する。

これについては、ハイネ、ピッシンガーとハイネ、ヴェントの基礎的研究を参照されたい。ここで紹介した機序についての詳しい洞察が可能になるだろう。

2.5.3 酸塩基の干満による循環

酸・塩基の満潮は、食事のリズムや概日リズムによって生体内で起こり、体の恒常性を保つ。可逆的なスラグの生成と排出はその一過程である。そこで核となるのは、胃、十二指腸、膵臓、肝臓、それにECM間で起こる食塩の循環である(Sander)。この循環は、視床下部にあって、お互いフィードバックし合い概日リズムで調節されるタイマーと食欲制御中枢に結びついている。この食欲制御中枢はまた、松果腺および満腹中枢と連携している。胃壁の求心性迷走神経線維が末梢部を出てこの満腹中枢に到達し、胃が空になると空腹感をもたらす。食事をして胃腺の壁細胞から胃腔内に塩酸が放出されると、同時に胃底側面の腺細胞領域で当量の塩基性炭酸水素ナトリウムが放出される。これが細胞底を走る毛細血管に達し、血管を通り、塩基に依存する腸腺と腸の付属腺(すなわち十二指腸にあるブルンナー腺とリーベルキューン腺、および膵臓、肝臓)に達する。そこで炭酸水素ナトリウムは胃からきた塩酸によって中和され、再合成された食塩として血液循環の中に戻される。その結果、胃壁細胞はまたこの食塩を使えるようになる。

こうして、塩酸の放出とともに塩基の満潮も起こる。この塩基の満潮は、昼の間、肝臓の概日リズムに合わせて発生する。そのときに、肝臓の中で酵素に処理され尿となる物質、グルコースと、合成された胆汁が、血管や十二指腸に出ていく。

反対に、夜間の肝臓の同化時間帯には、組織中から塩基の退潮が起こる。同時にグリコーゲンが貯蔵されるが、逆に細胞の老廃物がECM(27ページ参照)へ排出される。この老廃物は、そこでの緩衝作用によって中和され血液中に放出された後、直接腎臓を経由して排泄される。その際、ナトリウムは大半が回収される。そのため夜間尿は昼間尿とは違って酸性になる。すなわち酸の満潮は尿中でのみ起こる。このとき生体内では塩基の満潮が起こっているのである。

多様な生活環境、塩基の少ない食事、病気などが交感神経の働きを亢進させる。それに伴って炎症の可能性が高まり、潜在性アシドーシスも起こる。このような状況では炎症を媒介する物質、中でも前炎症性反応を強めるサイトカインTNF-α、インターロイキン-1、インターロイキン-6が大量に放出される。発生した酸性の代謝産物が緩衝能の蓄えを使い尽くしてしまうので、塩基の満潮が起きても、自力では緩衝能を十分に取り戻すことができない。この条件下で必要な塩基当量が腎臓を通じてほぼ完璧に再吸収されてしまうため、尿中の酸と塩基の満潮がみられなくなってしまう。そして尿は酸性のままとなる。

2.5.4 物質代謝のスラグ

ピルレット(Pirlet)は、「物質代謝のスラグをどうとらえるか」というテーマについて、次のように発言している。「スラグは石炭とコークスが燃えるときにできる廃棄物である。高炉のスラグは、鉱石を溶かした際の『不純なかす』である。このようなスラグは湯口から捨てられる」。

この具体例は、代謝スラグがどんなものかをわかりやすく説明している。すなわち「除去すべき代謝中間産物と最終産物を簡単に分別しようとするならば、私たちの体内で営まれる恒常的な解体と再合成の作用——物質代謝——の中で生まれる全ての物質について検討しなければならない」のである。

表5　酸塩基平衡における因果関係

要　素	機能および機能体
酸の産生	●好気性 ●嫌気性 ●クエン酸回路
排出経路	●腎臓 ●肝臓 ●肺 ●腸 ●皮膚
胃の機能	●炭酸水素ナトリウムの産生 ●塩酸の産生
食　事	＝食物×消化能力
環境と精神の影響	全臓器の働きにさまざまな影響を及ぼす

表5は酸塩基平衡（27ページ　図4）との重要な相互関係について大まかに示している。

酸塩基平衡に影響する要素は、一つには酸の産生とそれがもたらす局所的なものであり、もう一つは排出経路の能力とそれがもたらす副次的なものである。胃は塩酸を産生すると同時に、塩基性物質の炭酸水素ナトリウムを作るという重要な作用をもっている。その他の要素として食事が挙げられる。塩基性の食物であっても腸を通過するときにはすっかり変化してしまう可能性がある。そして最終的には、周囲の環境と精神の状態が大きく作用して生体の反応を誤らせ、前記の全ての臓器の機能に悪影響が現れることがある。

ピルレットはさらに次のように述べている。

「細菌による分解で消化されなかった栄養素はさまざまな物質を作り出す。フェノール、インドール、芳香族・脂肪族アミン、カダベリンやプトレシンといったポリアミン類、ニトロソアミン、メタノールから生成されるフォルムアルデヒド、高分子アルコール、いわゆるフーゼル油などである。その他まだ知られていない物質もあるだろう。これらの物質は、大部分が細胞、肝臓、血液、免疫、神経に対して毒性をもち、突然変異を起こさせることから、発がん性物質あるいは発がん促進物質でもある。それは体内のあらゆるところから検出され、最善の処置──薬の投与など──をすれば、体から排出される。薬理学者はそれを『洗い流す』と表現する。それらの物質は沈積することはないが、その毒性に応じて、細胞構造や生化学的機能システムに長期にわたって障害を与え続ける。ここではスラグ生成・スラグ排出という表現ではなく、中毒・解毒という言葉を使っている。食事療法上の課題は、これらの物質を全く発生させないことである。(中略)

生理学的な代謝中間産物はあまりに大量に発生するため、先へ進むことができず、分解されず、体から排出されることがない。次にその例を挙げる。

a) 動脈硬化症では、動脈壁の筋細胞──多能性間葉細胞──が筋層と血管内膜の中に大量のコラーゲン、プロテオグリカン、酸性のムコ多糖類を作る。血管壁細胞は自らの物質代謝産物で囲われてしまう。血管壁が沈積物を生み出しているのである。流れ込んできたリポタンパクと溶解しにくいカルシウム錯塩は付着したままになる。動脈壁に『スラグ生成』が起きるわけである。

b) 食物の摂りすぎ、特に食物タンパク質の摂りすぎは、毛細血管の基底膜と間質とにコラーゲンとプロテオグリカンが沈積するのを助長する。こうした血液と細胞間の通路上では、物質交代──栄養素の流入、または代謝最終産物の流出──はますます困難になる。間質に『スラグ生成』が起きるのである。

c) 筋肉は代謝最終産物を急な圧力勾配に応じて、長い滑液間隙を通って、腱と腱の付け根、関節の靱帯外皮にポンプで汲み上げるように送る。すると内部にある関節滑液包と関節滑液にも行きわたる。軟骨の栄養補給は関節液の質に左右される。関節症の初期には、関節に異常な負荷がかかる以外にも、軟部の被嚢、関節の近傍の被膜に『スラグ造成』が起こる。

d) 炭水化物と脂肪は炭酸と水に分解される。炭酸は呼気とともに排泄され、水は腎臓を経由して排泄される。ところが、タンパク質分解の最終産物は毒性をもっている。肝臓がこの物質の一部を水溶化し、腎臓経由で排泄できるもの──尿素に変わるアンモニアなど──に変える。最も重要な生理学的タンパク分解産物──より強い毒性をもつ物質──の正体は、まだ明らかになっていない点が多いが、腎不全のときにその毒性が高まるので、私たちは尿毒症の毒素を疑っている。人工腎臓を使ってその毒は洗い流されるので、その毒の存在に疑念をもつ者は一人もいない。分子量500から5000ドルトンのいわゆる中間分子が議論の対象となったが、最近では、他の物質群も話題にのぼっている。

いずれにしても問題となっているのはタンパク質代謝の最終産物である。それは健康な人でも絶えず排泄しなければならず、高濃度になると生体・細胞系全体が損傷を受けることになる。腎専門医の間では毒、つまりスラグについての議論が起こっている。（中略）

私たちの体を形造る細胞組織は、全て数日のうちに分解され、交換され、新しくなる。恒常的な死と新生、老化と再生。こうした『物質交代』の最終産物は解毒され、排泄されなければならない。数えきれない科学的研究と実験データが示すように、この交代の対象となるのは老化したタンパク質・細胞・個体だけである。それは、生物学的半減期あるいは余命中央値に相応した生理的作用なのである。

これに対して、病気の個体、病理的に変性した細胞や組織では、もっと早い時期にこの交代が行われる。選別的に行われるこの新生過程は私たちの体で絶え間なく続けられている。その強さの度合いは食事の影響を受けることがない。しかし適切な食事をし、消化管内で最適な消化が行われるよう治療にあたることによって、より良質の新生に必要な条件を作り出すことが可能である。腸内では細菌性の分解物質は産生できないので、それが『中間の物質代謝室』に送り込まれることもない」。

ピルレットは、患者にただ対症的な処方をするだけでなく、体に起こっている現象を具体的かつ簡潔に説明することが必要不可欠だと結論づけている。その際、ラテン語の専門用語があふれた言い回しや病因の背景についての突っ込んだ解説はほとんど役に立たない。医療者によりいっそう求められる資質は、患者の経験に寄り添い、短く簡潔な表現で助言し進言することである。そして患者にどれが正しい対処法で、どれが間違った対処法なのかをはっきりわかってもらうことである。「患者は『イメージを得る』ことが必要である―今なすべきはこのことである」。

治療のさらなる目標は、腸の中毒を持続的に阻止することであり、組織内、血管壁および筋肉・腱にそれ以上のスラグ堆積を起こさず、できたスラグを取り除くことである。つまり、体組織や臓器から代謝物質を排出する手助けをしてやることである。そのためには、患者に食事方法の切り替えとその具体化についての適切な指導をすることが基本である。

2.6　肺―CO_2ガス排出によるpHの調整機構

次の式によって塩酸は重炭酸塩に緩衝される。その際に体を離れていった個々の酸イオンにより、緩衝塩基分子も同時に消費される。

$$NaHCO_3 + HCl = NaCl + CO_2 + H_2O$$

呼吸が亢進すると、pH値は比較的安定したままだが、緩衝能は急速に低下する。このことはスポーツ選手にとっては重要である。緩衝能が低下すると、局所乳酸アシドーシスを調整する能力も弱まるからである。

2.7　肝臓──生化学的代謝の中枢

肝臓は好塩基性の臓器（肝臓、胆嚢、膵臓、小腸のブルンナー腺）に分類される（10ページ参照）。

ホイスジンガーらは、その著書『アンモニウムと重炭酸塩──慢性肝臓病におけるホメオスタシス』の中で、酸塩基調整をする典型的な臓器である肺と腎臓に並び、肝臓も重要な組織的pH調整器官であると述べている（Häussinger, Steeb, Gerok）。尿素合成は重炭酸塩が消費されるプロセスで、酸塩基平衡によるフィードバックが基礎にある。腎臓のアンモニア産生と、それに直接起因する重炭酸塩の産生は、アンモニウム・ホメオスタシスのためのpHコントロールされた逆調整とみなすことができる。

ホイスジンガーらによれば、腎臓機能が正常で、肝臓機能もまだ良好に代償されている患者グループでは、尿素の循環能力が低下すると、血漿中の重炭酸塩の含有量が増加し、尿中へのアンモニウムイオンの排出量が増加するという。そこで彼らは、肝臓が酸塩基平衡においてある役割を果たしていると推論した。血清中の重炭酸塩含有量が増えるのは、尿素の循環能力が低くなったときに肝臓の重炭酸塩の消費量が減少した結果である。アンモニア・ホメオスタシスは、腎臓を通じて尿中にNH_4^+を多量に排泄することによって維持される。しかしpH値はアルカローシスの状態を示している。

ザンダーは、肝臓を「酸塩基平衡における忘れられた臓器」と表現した。生理学、生理・臨床化学は、排泄器官としての肝臓をなおざりにしてきたというのである。彼は、できるなら肝臓を種々の代謝産物を排出する最重要器官の一つに昇格させたいという。

2.7.1　肝臓の代謝

ザンダーは、その後の研究で次のように結論づけている。

「酸塩基平衡の調整には、肺と腎臓に並んで肝臓代謝が重要な機能を担っている。中でも有機酸類の分解、例えば乳酸代謝（酸化または糖新生）などを通して迅速に水素イオンを除去できることは臨床的に重要である。代謝される塩基（酢酸塩、乳酸塩、リンゴ酸塩、クエン酸塩など）の分解はアルカローシスを引き起こす。乳酸アシドーシスの治療後には、高頻度でアルカローシスのリバウンドが発現する。これに対して、タンパク質代謝は酸化アミノ酸の種類に応じて、ほとんどの場合水素イオンを放出する。その一方、酸塩基平衡に関係する尿素合成は中性で経過する。これは経口、非経口を問わず摂食時に配慮するべきことがらである」。

ネルトゲ・ショームブルク（Nöldge-Schomburg）らは、肝臓が、生理的な条件下でも、また病理的に内毒素血症の状態にある時でも、固定H^+イオンと乳酸イオンのほぼ等モル量を消費し、それを乳酸として代謝すると述べている。その結果放出された重炭酸イオンは、ほぼ等モル量が生体組織で使えるようになる。肝臓が肝門脈循環でのみ追加的に二酸化炭素を消費できるという事実は、アンモニアと二酸化炭素から尿素が合成されるという「伝統的な」仮説が今後も通用することを裏づけている。（訳者注：現在は尿素サイクルが明らかにされている）

2.7.2　肝臓による解毒

このことを医療現場向けに説明すれば、以下のようになる。

窒素の解毒が行われるとき、通常の条件下ではアンモニア2分子と重炭酸塩1分子が尿素と結合する。尿素は酸でも塩基でもなくpH値には影響を及ぼさない。重炭酸塩が不足すると肝臓は他の解毒系にスイッチを切り替える。アンモニアはケト酸と結合し、血流に乗って腎臓に達する。そこでまた遊離し、アンモニアとして排泄される。このように、肝臓はpHに応じて重炭酸塩を消費することもあれば節約することもある。従って、肝臓の決定的な強みは、この臓器がpHに依存しながら緩衝塩基の消費か節約かのどちらかの条件下で呼吸におけるプロトンを処理することができることにある。

肝臓内で特に重視されるのは、有機酸の代謝である。嫌気性物質代謝で生じる乳酸分子1個に対して、血液緩衝を補充する重炭酸分子が1つ作られる。また塩基性ミネラルとともに取り込まれた有機酸の塩類は、肝臓で代謝されるとき、まず塩基性に作用する。

要 点

肝臓は1日に10,000～24,000mmolのプロトンを解毒している。腎臓の1日あたりのH^+イオン排出量が50～100mmolであるから、時間あたりの肝臓の解毒能力は、腎臓のそれのほぼ丸1日分に匹敵する。

2.8　脱酸性の非常弁

人体は、生化学的内部機構の調和を保つために、進化生物学的に高度な装備をもっている。この繊細な天秤システムが保てるかどうかは、栄養過多、有毒物質の摂取、排出能力の欠乏などによる体の負荷次第である。もし保てないときは、体は負担を軽減する非常弁を使うこともある。

女性の月経は子宮の自浄現象である。他で十分に解毒ができないとき、月経時にも毒が排出される。塊状のものはその表れである。月経前症候群はまさにそのことを示す病像である。月経の開始、つまり解毒が始まると、偏頭痛、不快感、いらいらといった症状はおさまる。また、帯下は非常弁としての役割を果たす。特に実証済みの標準治療がうまく効果を現さず、帯下が再発したときは、非常弁が働いたと理解される。

男性では精液を通じて毒が排出されることがあるので、相手の女性を病気にしてしまう可能性がある。

出血傾向のある痔疾は、充血を避けるための非常弁となっている可能性がある。

酸基も同じ理由で皮脂腺や涙腺によって（緊急時に排出される体液とともに）外に出される。

表6に、物質代謝が人体器官のさまざまな機能に及ぼす影響を示した。病気の人と同様、健康な人にも酸性の物質代謝に伴う不都合な作用がしばしば現れることがこの表からわかる。

表6　酸塩基平衡における相互作用

	酸性の物質代謝	塩基性の物質代謝
自律神経	交感神経の興奮	副交感神経の興奮
体温	体温上昇	体温低下
血圧	上昇	低下
血糖	上昇	低下
物質代謝	増加	減少
睡眠	覚醒	眠気
炎症	拡大	縮小
リンパ組織	増加	減少
放射線感受性	上昇	低下
活動能力	疲労しやすい	高い耐久力
気分	ふさぎがち	高揚しやすい
血管	狭まる	広がる
ヒスタミン （＝アレルギー準備性）	活発	抑制的

3　アシドーシス・アルカローシスの測定方法

酸塩基平衡は、イョルゲンセンの血中pH値による測定法とザンダーの尿中pH値による測定法を用いて判定できる。この章では両測定法とそれに加えるべき修正について述べる。

イョルゲンセンの測定法は、重要な測定温度の標準化と、ファン・リムブルク・シュティルム(van Limburg Stirum)によるヘマトクリット値の算入によってさらに発展した。この有用な検査方法に客観性をもたせ、実験医学向けに共通の議論の基礎を得るため、この測定法を今後、静脈血滴定法と呼ぶことにする。

3.1　静脈血滴定法

この静脈血滴定検査では表7に挙げた値が得られる。次にそれぞれのパラメータが示すものを簡単に説明する。

表7　静脈血滴定の測定値

パラメータ	略号	正常範囲
血液pH値	pHB	7.35～7.50
血液緩衝能	BB	47～56 mmol/ℓ
血漿緩衝能	PLB	27～36 mmol/ℓ
細胞内緩衝能	ICB	＞20 mmol/ℓ
過剰塩基*	BE	-2～+2

*この測定法による理想境界値は28 mmol/ℓである。よって過剰塩基は28 mmol/ℓとPLBとの差異から求める。

血液pH値(pHB)

全血のpH値は7.35～7.50が正常で、その範囲に収まるべきである。とはいえ、この値は食事の後や緊張を感じた後などに大きく変動する。変動しないとすれば、他の緩衝機序に負担がかかっていると考えられる。血液のpH値だけで組織の酸性度を評価することはできない。また、血漿のpH値も検査項目の一つではあるが、組織の酸性度とは無関係である。

血液緩衝能(BB)

正常域は47～56mmol/ℓである。この値は体の酸負荷状態を示すもので、正常域内に収まることはまれである。この緩衝能は血液pH値の維持に最も重要であり、血液中に達した酸基の最初の緩衝段階となる。ヘモグロビン緩衝が血液緩衝系の35%を占めているため、この緩衝能はヘモグロビンと直接の相関関係にある。従って、測定値を評価するときは、ヘモグロビン量も考慮する必要がある。ヘモグロビン値から緩衝能を逆に推定することはできない。赤血球増加症の場合は、血液中にたいてい高い緩衝能が保存されているが、それが低下したときは、重篤な酸負荷状態にあることを示す。

血漿緩衝能(PLB)

正常域は27～36mmol/ℓである。この値も今日では得るのが非常に難しい。正常値が低下することは大きな塩基欠乏を意味する。血漿緩衝能は細胞内緩衝(ICB)の状態を教えてくれるので、測定技術上重要である。

細胞内緩衝能(ICB)

正常域は＞20mmol/ℓである。ICB(細胞内緩衝能)は、BB(血液緩衝能)とPLB(血漿緩衝能)の差から算出する。この数値から組織の酸の状態を逆に推計することができる。ヘマトクリット値(40ページ参照)を含めた修正値を算定すること。

過剰塩基(BE)

BE(Base-Excess)は使われていない塩基の過剰量を表す。この測定法における理想境界値は28mmol/ℓである。BEの算出式は　28mmol/ℓ－PLB　である。PLB(血漿緩衝能)と同様、この値についても正常値やプラスの値を得ることは極めてまれである。

3.1.1　細胞内アシドーシス

アシドーシスの特殊な形として細胞内アシドーシスがある。重要性が特に高いので、この病態については踏み込んで解説する必要があろう。

血液の酸過多と組織の酸過多は区別される。血液自体は血球から成る一つの組織である。区別の境となるものは細胞膜であり、その内か外かで細胞内アシドーシスと細胞外アシドーシスに分けられる。

イョルゲンセンの測定法では、細胞内酸性度の値は全血緩衝能と血漿緩衝能の差異により容易に測ることができる。その差異は分離された赤血球の総量を表している。イョルゲンセンは、細胞内酸性度の重要性について次のように記している。

「細胞内の酸過多は、体に起こり得る最も悪い状態である。酸基は細胞内に隠れているので、医師が計測ゾンデを入れても感知できないばかりか、腎臓もその存在を捕らえられないため、これが検出されることはない。この『かくれんぼ』によって、誤診、当て外れ、見解の対立が延々と続いてきた。ではいったいがん患者の血液は酸性なのか、それとも塩基性なのか。カリウム欠乏症の場合はどうなのか。悪者は酸なのか、それとも塩基なのか。

従来のpH測定法が細胞外の領域しか計測していないことを考えれば、答えは簡単である。血液中に入れられた計測ゾンデは血漿内にとどまり、細胞に入っていくことはない。例えば、カリウム欠乏が原因となってH^+イオンが血漿から細胞に移動すると、細胞内では酸が過剰になっているにもかかわらず、血漿測定ではアルカローシスの傾向と判定される。そのため、がんでの矛盾やカリウム欠乏症についていろいろな主張が生まれるのである。

細胞内の酸過多が害であるのは明らかで、証明もされており、異論の余地がない。酵素によってコントロールされた全ての物質代謝反応がいかにpHに依存しているかを目の当たりにすれば、このこととヴァールブルクとゼーガー（Warburg, Seeger）が示した知見との関連性がわかるのである。これに起因する可能性を持つ慢性疾患がどれほどの数に上るのか、私たちには見当すらついていない。

ケルン（Kern）は、酸過多の細胞は構造が硬直化すると主張しているが、その主張に間違いはないだろう。すなわち、赤血球の硬化が進めばその活動性が落ちるのである。血液の流動性は低下していき、血行障害が進む。嫌気性のエネルギー産生が行われる結果、局所アシドーシスが強まり、細胞硬化がまたさらに進んでいく。この悪循環は、最終的に梗塞をひき起こす可能性をもっている。

腎臓も医師の計測ゾンデと同様、簡単にだまされてしまう。腎臓も細胞内に隠されたH^+イオンに気づかないため、H^+イオンを排出することがない。そこで、腎臓が炭酸脱水素酵素を十分に使える状態になっていないと、細胞外にある酸さえも腎臓に問題をもたらすことになりかねない。炭酸脱水素酵素は必要不可欠なもので、この酵素のおかげで腎臓はH^+イオンを炭酸結合から分離し、排出することができるのである。炭酸脱水素酵素は亜鉛を含む酵素であるから、亜鉛が血液中に不足したり、特定の利尿剤によってこの酵素の働きが阻害されたりすれば、必ず障害が起こる」

私たちは、できる限り正常なステージに近づくべく、日々力を注がなければならない。しかし、酸の貯蔵庫をすっかり空にすることは無理だとしても、血流中にいくらかでも酸塩基平衡を保てるように食事療法などの試みは続けるべきである。

3.1.2　ヘマトクリット値を算入した細胞内塩基緩衝能

ヘマトクリット値が比較的高い場合は、臨床で酸過多のはっきりした徴候や苦痛の訴えがあっても、測定した値は全く正常であったということが、明らかになった。これに関しては、ファン・リムブルク・シュティルムとファン・アッペルドルン（van Appeldorn）の論述が決定的な進展をもたらした。彼らは、通常の算出法では全血検体がセルクリットしか含まず、血清はただの1㎖も含んでいないという考え方から出発した。この場合、セルクリットは（100――マトクリット）％で求める。新ICB 100％ヘマトクリット（HK）の計算を簡単に表した式は、

$$新ICB = PLB + (ICB/HK \times 100)$$

となる。

この新しい算出法によって数値を標準範囲と比較でき、検査結果を比較する信頼性が増し、経過のコントロールをしやすくなるであろう。ファン・リムブルク・シュティルムとファン・アッペルドルンは次のように言い添えている。

「何をおいても重要なことは、患者に対する治療の一貫性である。古い計算法により、高いヘマトクリット値に対して低いICBが算出されれば、ヘマトクリット値が低いときとは違う治療が要求される。新ICBに対するカリウムとカルシウムの値の相関関係から、細胞内アシドーシスの場合には、塩基による治療と並行してカリウム補充が必要になることが明白である。これに対して、血漿緩衝能が低くても新ICBが正常なら、おそらく通常の塩基補充で足りるであろう。

これらの対処法はもちろん画一的に取り入れてよいものではなく、個々の判定に際してのおおまかな枠組みを示すものにすぎない。加えて、技術的問題から測定値に多少の差異が生じることも避けられない」。

表8では計算で得た新ICBと測定されたPLBとを基にした実践的な治療方法を紹介する。

表8　算定値に基づく治療の必要性

新ICB (mmol/ℓ)	治　療
＞80	必要なし
78～80	塩基性食物の摂取
72～78	塩基製剤、カリウム(経口投与)
＜72	カリウムを用いた塩基注入
PLB (mmol/ℓ)	——
＞28	必要なし
26～28	塩基性食物の摂取
22～26	塩基製剤、カリウム(経口投与)
＜22	塩基注入

イョルゲンセンの測定法がこのように発展したことによって、ヘマトクリット高値の誤りの原因が一掃され、医療現場でもこの誤りの原因は認められた。こうして、いっそう厳密な定義と治療の方法が示されたのである。

3.1.3　測定技術

測定に必要となるのは5～10mℓの静脈血で、できるだけ空腹時のものを使う。採血前に体を安静にし、採血後あまり時間をおかずに、ヘパリン管内に移す。血液のうち1mℓを、測定のため先のとがった遠心分離機用ガラス試験管に入れる。残りは血漿を得るために遠心分離機にかける。pHメーターと半微小ガラス電極を用いて即時に全血の現時点のpH値が計測できる。続いてマイクロリッターピペットを用いて0.1mℓの滴定溶液（0.1 n HCl）を5～6回相次いで加える。追加するたびごとに測定したpH値を計算図表（図6）に記入していく。描かれた測定カーブとpH 6.1の横座標との交点から緩衝能（mmol/ℓ）を読み取ることができる。

そこで、もともと存在した酸基分を差し引き、酸素を分離した還元ヘモグロビンを加算すれば、先に触れた血液の緩衝能の値が算出される（38ページ参照）。

同じ項目の測定を1mℓの血漿でも繰り返す。ここで出る最終のpH値は重要ではない。なぜなら、時間の経過とともに、相当な量の二酸化炭素が漏れ出ていくからである。

全血と血漿の緩衝能の差が20mmol/ℓ以下になるのは望ましくない。この二者を比較して、血漿緩衝能が高く、全血緩衝能が低ければ、主に細胞内でアシドーシスが生じている徴（しるし）である。これはカリウムが欠乏したときに起こるアシドーシスと同様である。この方法では細胞内域全体の代わりに赤血球を計測するので、ヘモグロビンが欠乏した場合でも似た結果を生じかねない。そこでヘモグロビン測定をして、速やかに疑いを取り除く。

図7は、主に呼吸・代謝障害の影響を座標上に示したものだが、同時に、いわゆる「代償」によって正常域内に保たれるのはpH値だけにすぎないことを明らかにしている。これはしかし緩衝塩基状態が悪化している場合である。

H^+イオンは、次の式により呼気とともに排出される。

$$H^+ + HCO_3^- \longleftrightarrow H_2CO_3 \longleftrightarrow CO_2 + H_2O$$

排出されるのは1個のH^+イオンだけではなく、そのつど重炭酸分子を伴う。そのため、緩衝塩基の欠乏が進む。その結果、呼吸性アルカローシスは、塩基欠乏を伴うアルカローシスという矛盾した病像を示し、呼吸性アシドーシスの場合は塩基過剰となる。従って、pH計測と同時に塩基状態を評価しなければ、確実な治療の基礎データを得ることができない。

日常の診療においては、この検査によってもっぱら代謝性アシドーシスが見つかっている。pH値の上昇（定義ではアルカローシス）がみられる例はごくまれであり、その場合も緩衝能は低いか標準並みであった。適切な塩基性食物の摂取と並行して塩基補給をした患者だけは、計算上の正常値に達する緩衝能をもってお

名前 Frau ...　　日付 20. 02. 08

初期値	滴定 —1—	Titr. —2—	Titr. —3—	Titr. —4—	Titr. —5—	Titr. —6—	Titr. —7—	Titr. —8—	緩衝能	検体
7,40	7,15	6,91	6,67	6,43	6,13	5,81			51	全血
7,48	6,98	6,56	6,13	5,71					31	血漿

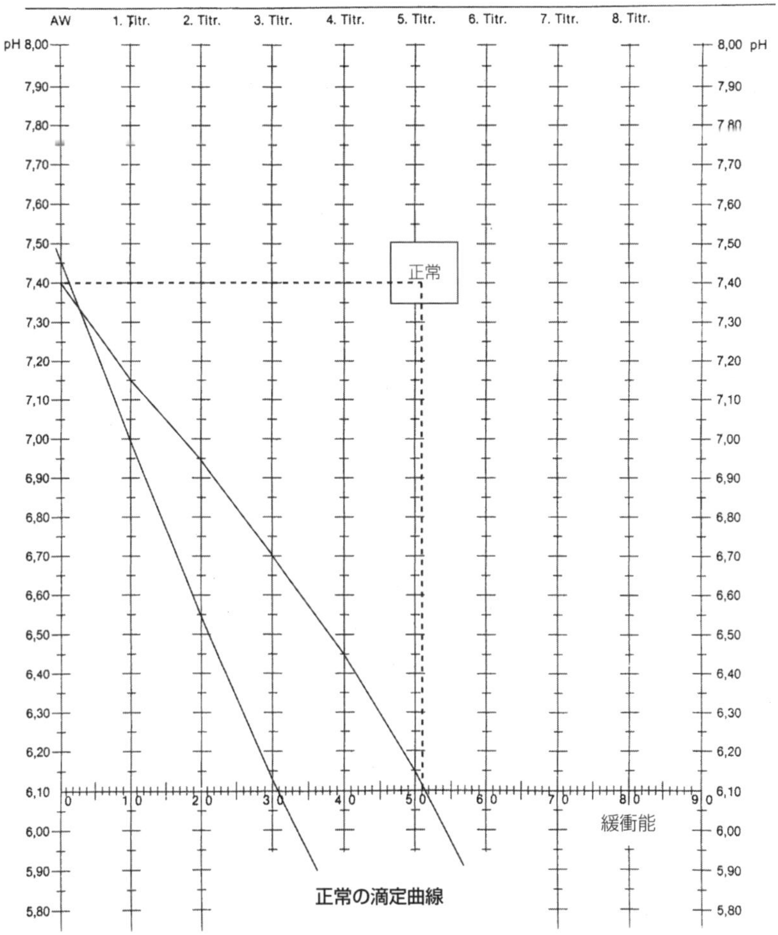

図6　静脈血滴定の滴定曲線

名前 | 日付

初期値	滴定 —1—	Titr. —2—	Titr. —3—	Titr. —4—	Titr. —5—	Titr. —6—	Titr. —7—	Titr. —8—	緩衝能	検体
										全血
										血漿

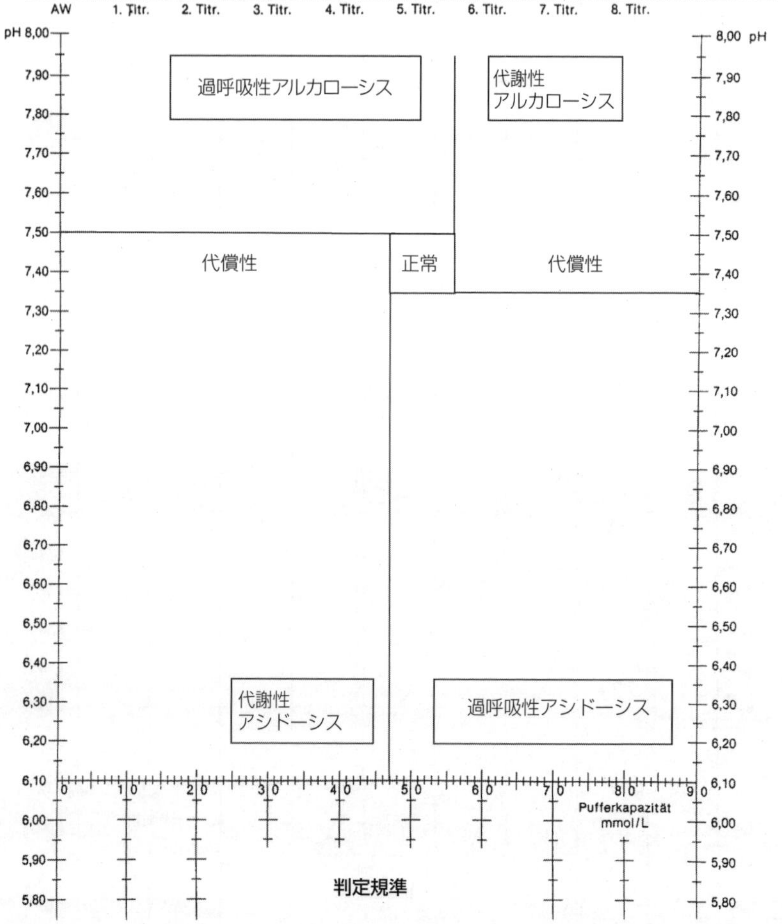

図7　静脈血滴定の判定規準

り、代謝性アルカローシスの状態にあった。

一連の検査に要する時間は約10分である。

測定器具

- 1極ガラス電極のついたpH計測器
- マイクロリッターピペット
- サーモブロックまたはウォーターバス
- スピッツ管
- 試験管立て
- 滴定溶液
- アンモニウムヘパリン処理された細管
- 遠心分離機

図8は検体測定に必要な機器全ての写真である。ファン・リムブルク・シュティルムは、計測データを入力すれば分析結果がプリントアウトされるソフトウェアを開発した。プリントアウトされた図は本来の測図用紙に準拠したもので、推奨される治療法まで記されるようになっている。図6（43ページ参照）を見ればわかるように、測定点を結ぶと直線が描かれる。この直線的な推移は、経験的に良好な測定状態を表すものといえ、正確な測定が行われた証である。

算出データの正確さを保つために重要なことは、ガラス電極の定期的な保守と清掃である。これを怠れば誤った測定結果を生むことになる。計測ゾンデは消耗品だという意識をもつことが大事である。たいていはpH値が7.5より上がることでその劣化に気づく（患者に臨床上なんら総体的症候がなく、それ以前の全ての測定値が比

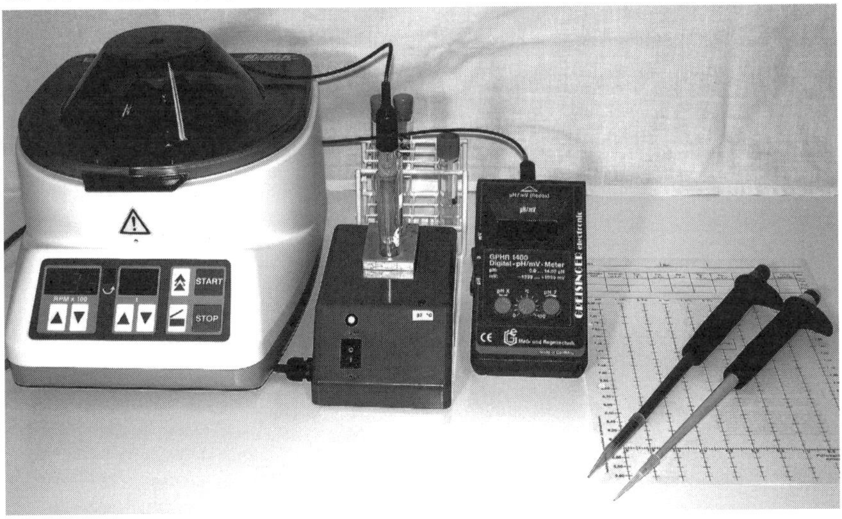

図8　静脈血滴定用計測設備。左から遠心分離機、サーモブロック、遠心分離管、pH計測器、マイクロリッターピペット、データ用紙

較的安定していた場合)。洗浄液(計測セットに入っている)で清掃しなおすか、ゾンデを新品に換えれば解決する。

測定は37℃(=体温)に設定されたサーモブロック(またはウォーターバス)で行うのが望ましい。そうすることで、この測定法は、トランスアミナーゼの測定などと同じように基準の統一が図られる。室温で測定した場合、たとえそれが採血後すぐであっても、たちまち測定値に狂いが生じ、著しく不正確な結果が出てしまう。そうなれば、患者の測定結果の推移は比較できなくなる。これは私自身が行った比較調査でわかったことである。

それ以外に考えられる誤測定の原因としては、滴定溶液と血液や血漿との混合が不完全なこと、遠心分離管に試料が残ってしまうこと、pH値が落ち着かないうちに検針してしまうことなどが挙げられる。

3.2　ザンダー法による尿中酸・塩基測定

ザンダーは、1953年に初版が出た『人体の酸塩基平衡』という著書で尿測定法を紹介した。この検査法は近年、ごく少数の検査機関でしか行われていなかったため、ほとんど忘れ去られていた。新しい測定標準が定められてから、この方法は1995年以降、通常の検査として再び採用され、酸塩基平衡の診断の第二の選択肢として実際に使われるようになっている(バイエル研究所)。

患者は、検査当日6時、9時、12時、15時、18時の5回にわたって尿検体を採取する。食事は6時、12時、18時の採尿後に摂ることとする。この尿検体を、安定剤の入った筒型の発送用容器に入れ、食事習慣を報告する送付状をつけて検査機関に送付する。

検査機関ではpH値の測定とともに尿検体の緩衝能を判定する。このザンダー法による尿検査の結果を図9に示した。曲線Aは健常者のもので、Bは重度のアシドーシス患者、Cは重いアルカローシス患者のものである。Cは実際には、多量の塩基摂取下でのみ見られる現象である。

健常者の曲線は次のように解釈することができる。朝6時の尿には、物質代謝で生じた通常の夜間の(酸性)代謝スラグが析出される。健常者では、毎食後2〜3時間は、通常の消化過程を進めるために、体内にいわゆる塩基の満潮が生じる。この事実は9時に採取された尿からわかる。

その後再び体の物質代謝全般で生じた酸は、昼食として食べたものとともに排出される。15時にはまた9時とほぼ同じ尿の状態になる。つまり昼食によって塩基の満潮が生じたことが、通常は尿検査の数値に表れる。夜18時の尿は、再び物質代謝によって生じた酸で酸過多の状態になる。

酸塩基平衡がうまく保たれていない患者では、曲線BやCが示すように、体の平衡機能が衰えて、酸・塩基の満潮の周期的な交代がほとんどみられない。適切な治療、特

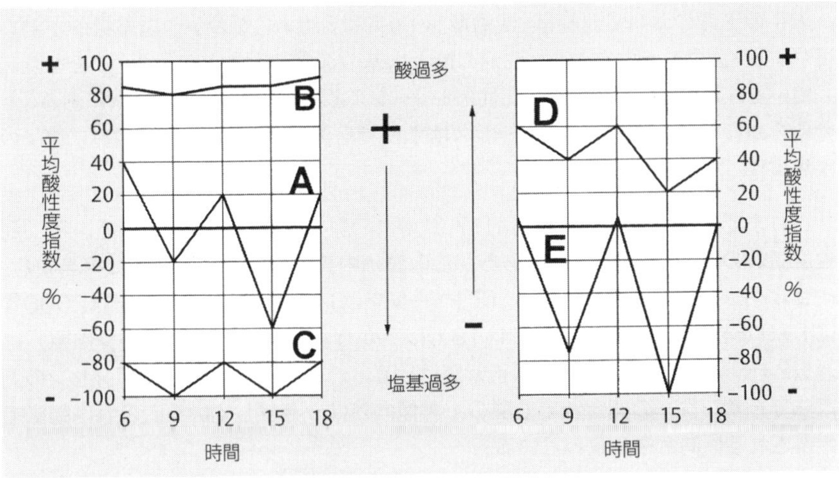

図9　ザンダー法による尿測定：A 正常ステージ、B 非常に重度のアシドーシス、C 重度のアルカローシス、D 中等度のアシドーシス、E 軽度のアルカローシス

に食事内容の切り替えを行えば、正常な平衡機能を取り戻すことができる。

3.2.1　平均酸性度指数 —— 包括的な基準値

算出される平均値、いわゆる平均酸性度指数を、表9に示したステージにあてはめて、この曲線を評価することができる。許容幅が提示されているのは、5検体の総平均値がやや酸性あるいは塩基性にずれる可能性があるからである。

表9　平均酸性度指数による酸塩基平衡の評価

ステージ	許容幅（%）
正常	−10〜＋10
軽度アシドーシス	＋10〜＋30
中等度アシドーシス	＋30〜＋50
重度アシドーシス	＋50〜＋70
非常に重度のアシドーシス	＋70〜＋100
軽度アルカローシス	−10〜−60
重度アルカローシス	−60〜−100

大半の患者において曲線は「酸過多」の方向に乱され、なおかつ調整機能が働いてブロックされる。すなわち、波形の酸と塩基の満潮の動きが起きないことを意味している。これは、被験者が潜在性アシドーシスまたは真性アシドーシスにあることの明らかな徴候である。アシドーシスは単独で病因となることも珍しくなく、多くの疾患に伴って起きる場合もある。

これまでにザンダー法による約17,000例の尿検査が報告されている。平均酸性度指数の平均値は約44%である。この値は中等度のアシドーシスに相当する。イョルゲンセンの酸塩基測定法（38ページ参照）で得たICBの平均値は2000年に19.9であったが、2006年には18.0に下がった。新ICB（41ページ参照）は過去2年の値が約69であった（正常値は80）。このように、イョルゲンセンの測定法でもザンダーの測定法でも酸の上昇傾向がはっきりしている。これは臨床で観察される傾向とも合致している。

図10は、塩基療法後にザンダーテストの結果が好転した典型例である。平均酸性度指数は56から34へと改善した。左側の図では線の変動が少ないが、その後日を追うごとに塩基を排出する傾向が強まっていく。

酸性度指数とpH値（左）

	AQ値	pH値
第1回尿	69	5.3
第2回尿	49	5.9
第3回尿	59	5.2
第4回尿	51	5.7
第5回尿	61	5.5

酸性度指数とpH値（右）

	AQ値	pH値
第1回尿	65	5.4
第2回尿	35	6.3
第3回尿	38	5.8
第4回尿	24	6.6
第5回尿	11	7.1

AQの日変化曲線

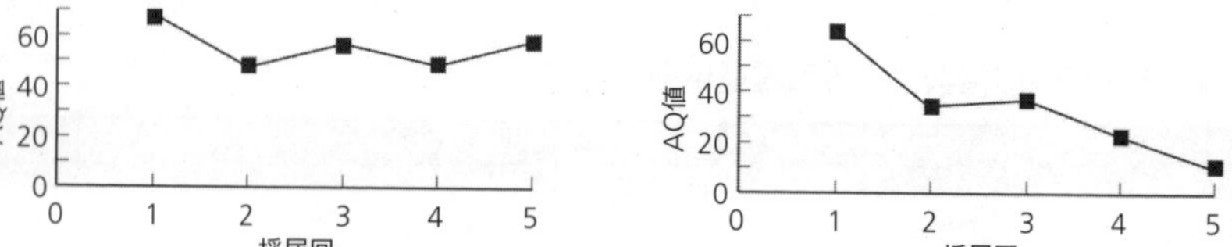

平均的酸性度指数：56%　　平均的酸性度指数：34%

図10　ザンダー法による酸塩基滴定　塩基療法の前（左）と後（右）の変化（AQ＝酸性度指数）

4　慢性アシドーシスの臨床例

アシドーシスがさまざまな疾患に及ぼす影響については、症例を手がかりに、一般医学の枠を超えて解説しなければならない。全血緩衝・血漿緩衝（38ページ 表7）のいわゆる正常値は、イョルゲンセン法で得た約17,000の測定結果の中にもごくまれにしかみられなかった。

臨床検査や体液診断によって酸性の徴候がはっきり表れていたときでさえ、病理学的には必ずしも意味のある値が出るとは限らなかった。これは予備の緩衝能が大きな変動幅をもっているうえ、輸送システムである血液も常に変動していることの表れである。はっきりと病理学的値が出るときは、すでに診療せねばならない病態となっているか、発病している状態である。

測定結果にはBE（39ページ参照）が-4から-10というマイナス領域に入っているものが多い。これは普通のことだが、臨床例の大多数にはそれに加えて細胞内アシドーシスがみられる。こちらのほうがはるかに深刻である。もちろん複数の疾患が結びついた例も多く、その場合には、折りあるごとにあれこれの臓器が問題を起こすようになる。

例えば、一人の患者が何年にもわたって次のような酸による疾患にかかることもあり得る。

- 慢性気管支炎
- 軟部組織リウマチ
- 心疾患
- 慢性気管支炎の再発性急性増悪

F.X.マイヤーは、著書『致命的な問題』の中で、私の患者と同じ例を挙げている。マイヤーはカールスバート時代（1920～1936）、すでに「血液中の酸の源となる大きな腹」のことをとり上げている。彼がはたして今日的な意味の測定を行ったのかどうかは不明だが、驚くべきことに、今日の測定結果がこのマイヤーの考え方を学術的に証明しているのである。

このマイヤーの考え方に沿って、ヴィタセク（Witasek）らがプラセボ検査を実施した。その検査ではほぼすべての医学専門分野が把握された。概要は「ヒトでの臨床試験」の章で紹介する（138ページ参照）。

4.1　胃腸疾患

慢性胃炎や胃潰瘍、十二指腸潰瘍、腸過敏症、機能性胃腸障害などの病気が問題視されるようになった。古典医学で使う治療薬は表面的な効果しかもたらさない。そこで、酸塩基平衡の調整で有効に治療できた特徴的なケースを次に紹介しよう。

症　例

〈女性(48歳)・商業〉　3年前にかかった胃潰瘍が再発。

治療：塩基散薬、食事指導、ミネラル錠剤

酸塩基平衡値の測定結果

治療開始時：pHB 7.50, BB 38, PLB 25, ICB 13, BE －3

4週間後：　pHB 7.45, BB 43, PLB 22, ICB 21, BE －6

この例ではPBとともに、とりわけICBが大きく回復した。短期間のうちに患者は胃の不快症状から解放され、全身状態が安定した。長期的には、なおいっそう酸塩基平衡を正常に近づけるよう努める必要がある。

症　例

〈女性(34歳)・主婦・菜食主義者〉　数年前、重い腸炎にかかっているにもかかわらずインドに滞在。以後激しく衰弱、慢性再発性下痢。

治療：塩基剤投与、食事指導、ミネラル錠剤、治療初期にミネラル注入。

酸塩基平衡値の測定結果

治療開始時：pHB 7.48, BB 36, PLB 20, ICB 16, BE －8

4か月後：　pHB 7.60, BB 41, PLB 22, ICB 19, BE －6

20か月後：　pHB 7.46, BB 41, PLB 26, ICB 21, BE －7

治療により下痢は徐々におさまり、マイヤー診断法の手がかりとなる腹の形も改善し、長い間望んでいた妊娠がかなった。BB、PLB、ICBをさらに改善することが重要になる。

症　例

〈女性(33歳)・主婦〉　クローン病。病院での処置後すぐ治療開始。「強い薬」の服用拒否。

治療：塩基散薬、食事指導、その後Mutaflor®カプセルとアザルフィジン(Azulfidine®)を少量投与

酸塩基平衡値の測定結果

治療開始時：pHB 7.49, BB 42, PLB 26, ICB 16, BE －2

17か月後：　pHB 7.45, BB 42, PLB 22, ICB 20, BE －6

患者は精神的な負担にもかかわらず、この難治性疾患において順調な改善をみせた。一見するとPLBとBEが悪化したようだが、重視すべきはICBが16から20に改善したことである。このケースでは、細胞内アシドーシスの改善の重要性を何よりも指摘しなければならない。

症　例

〈女性(41歳)・主婦〉　他院からの紹介患者。10年来胃酸ブロッカーを服用。約6か月前より朝の吐き気と酸性物の嘔吐。

治療：初めに塩基剤注入、塩基錠剤

酸塩基平衡値の測定結果

治療開始時：pHB 7.46, BB 42, PLB 26, ICB 16, 新ICB 65

この患者の場合は、明らかな代謝性アシドーシスが認められた。興味深いことに、この患者にはまだ嘔吐によって酸負荷を軽くする余力があった。初期の塩基剤点滴と塩基錠剤の処方後数日して、長く続いていた嘔吐は著しく緩和された。

症 例

〈男性(75歳)・年金生活者〉 6か月前に胃がんにより胃全摘。食欲不振。強い衰弱感。

治療：強壮剤とホメオパシーによる乳酸錠剤の経口投与

酸塩基平衡とその他の検査結果

治療開始時： pHB 7.46, BB 44, PLB 26, ICB 18, 新ICB 68
Hb 14.3g/dℓ,白血球9600リンパ球7%

4週間後： pHB 7.40, BB 40, PLB 24, ICB 16, 新ICB 61
白血球4700リンパ球19.5%

4週間たつとこの患者の病態は目立って改善した。食欲が戻り、体力の回復を自覚できるようになった。ICB値の低下は典型的な酸排出反応を示している。すなわち、血液が塩基を酸過多の組織に送り込めるようになり、酸基が血液中に出て行くが、血液中ではまだ十分にそれを緩衝しきれない状態である。このときに重要なのは患者の容体である。このまま治療を続ければ、細胞内緩衝能は必ず上昇するであろう。肝心なことは、この患者のケースでは白血球の値が正常に戻り、リンパ球の数が増えたことである。酸排出治療が同時に免疫をコントロールする役目も果たしているのである。

これらの症例は、食事療法と塩基薬剤の投与による治療の多様性を示している。この治療概念を取り入れれば、それだけで難治性の疾患をも改善に導くことができよう。

4.1.1 H2ブロッカー投与の影響

胃潰瘍と診断された場合、苦痛を早く取り除くために、応急処置としてH2ブロッカーの処方が必要になるケースがある。

この物質は高い割合で胃腔への塩酸の分泌をブロックする。その結果、胃酸による痛みは軽減するが、大もとの胃疾患が治癒するわけではない。胃壁細胞は塩酸を産生するかたわら、好塩基性器官(10ページ参照)に塩基を適宜供給するために、重炭酸塩を産生する働きもしているからである。

> **要 点**
> 塩基は生体内で作り出すことができないため、不足分を常に外から補給しなければならない。

患者に食事を改めさせ、酸塩基平衡の基本的特質を理解させることは、最新の胃薬を1日1錠服用させるだけの指導に比べれば確かに簡単ではない。胃腸障害に苦しむ患者が食事や生活習慣を改めなくとも、H_2ブロッカーやプロトンポンプ阻害薬が苦痛を抑えてくれる。しかし、それでは原因となる酸過多状態が変わることはないだろう。

ある高名なドイツ人教授が胃腸病学会で語った次のことが印象に残った。

「胃腸病医ならだれでも——私もそうですが——万一の胃酸障害に備えて、上着のポケットにH_2ブロッカーを入れています」。

また、ある基幹病院の院長が胃の治療についての補強教育を始めるにあたって述べたことも注目に値する。

「私たちはみな食事による治療が大きな効果を上げることを知っています。ところが、だれ一人としてそれを実行しようとしません。だから補強教育が必要なのです」。

ミーデラー（Miederer）は、潰瘍治療についての見解の中で、胃粘液は重炭酸塩のための一つの「梱包材料」に過ぎないと強調した。複雑な胃腸のHCO_3系は、ひょっとすると最も重要な胃粘膜保護システムかもしれない。重炭酸塩で満ちた粘液は、胃粘膜がもともと持っている胃酸に対する防護障壁である。つまり侵入してくるプロトンはじかに中和作用を受ける。そして重炭酸塩とプロトンからは再び水と二酸化炭素が生まれる。ミーデラーの言によれば、潰瘍を完治させるには重炭酸塩の補給が必要である。プロトンポンプ阻害薬を多量に服用する治療をやめると、再発率が高まると考えられる。従って、コントロールできないほど胃酸を極限まで抑制してしまうより、夜間の胃酸分泌を適切に抑制することを優先させるほうが良い。

H_2ブロッカーの投与に代わって塩基塩類を処方するほうがよほど有効で持続性も高いであろう。しかしその根本的かつ即効的な作用は、残念なことにほとんど知られていない。患者なら、塩基塩類を摂取した後、いかに速やかに胃に爽快感が広がるかを体験しているはずであるし、こわばって動きを止めていた胃にいかに生気が戻ってくるかを知っているはずである。

歴史を振り返ると、シュヴァルツ（Schwarz）が残した言葉に次のような興味深い一節がある。

「今回、胃腸吻合術が早期かつ成功裏に実施されたことは、この術法の分野に貢献する有意義な試みである。それはまさに、効果の確実性という点で、試験管の中の酸に塩基を加えて中和したり、ソーダと苦土を使って胸焼けを消失させたことを想起させるものである」

ある患者は、ビルロートII法（塩酸を産生する壁細胞の古典的切除術）による手術を受けた後、内科開業医と病院から数度にわたってプロトンポンプ阻害薬を処方された。効果が現れなかったことは言うまでもない。この患者にはこれらの薬は効きようがなかったからである。そこで古典的な胃酸の中和剤を投与すると、効き目が現れ、苦痛は緩和された。

4.1.2　ヘリコバクター・ピロリ感染

ヘリコバクター・ピロリが胃潰瘍などの発病の原因とわかったときは、塩基療法が検討されるべきである。ミーデラーによれば、この病原菌は、この菌自身をも保護している重炭酸塩を含んだ粘液層の下にその「生態的pHニッチ」を見つけ、そこで順調に数を増やしていく。中間層のpH値が7～8にあるときは、この菌は全く無害で、受身のHCO_3^-の寄生生物にすぎない。しかしpH値が7を下回ると、この菌はいわゆる「アンモニア雲」を作り始め、見せかけの塩基性pH値を示して、胃粘膜の保護機序の働きを止めてしまう。中間層のpH値が変わり粘膜障壁が傷つくと、プロトンが粘液層の深くまで入り込み、その下にある細胞を破壊する。そしてびらんが生じ、潰瘍に進行していく。もっともピロリ菌自体もその過程で死んでいく。この病原菌の保護機序すべてが粘膜を傷つけ、自分自身をも傷つける。このことは、酸の抑制と抗生物質による治療の組み合わせがピロリ菌の根絶にたいへん有効であることの説明になろう。すなわち、酸を抑制すると重炭酸塩の放出量も減り、重炭酸塩の環境が壊れると生態系のニッチが壊されるからである。

> 一時的に重炭酸塩の投与を中止して、本人をとりまく環境全体の改善を図るべきである。なぜなら、細菌だけが病気の原因となるわけではなく、その宿主が細菌を受け入れるか否かも発病に関わるからである。このような場合にはジャガイモジュースによる塩基療法が効果をもたらすだろう。基本の食事療法がその前提となる。ピロリ菌に感染した場合、自然療法ではグレープフルーツの種のエキスの服用も効果が認められている。

4.1.3　胃食道逆流症・下痢と便秘

就寝時にどちらを向けば胃食道逆流症の症状を最も減らせるかを調べたカウリーら(Khoury, Camacho-Lobato, Katz, Mohiuddin, Castell)の研究は興味深い。この研究からは、くさび状のクッションで体位を保つなどして、左側を下にして寝ることが最良だとわかった。ここでも夜間の塩基投与が症状緩和に大きく貢献するのではないだろうか。効果はあるいは最初の夜から現れないかもしれない。しかしこれまでに私も、そして同じ意見をもつ同僚たちも、適切な服薬コンプライアンスのもと、患者全員を胃食道逆流症の苦痛から解放することができたのである。

慢性の下痢を起こす原因は、生物学的見地から考えると、第一に酸過多による腸粘膜の局所的封鎖であると説明できる。これは食事療法で回復が見込める。しかし、発作が再発したり、新たな病毒が入ってきたりすると、腸粘膜は時間の経過とともに回復不能なほど傷ついてしまう。

習慣性の便秘は現代の大きな問題である。この病気は毎日便通があっても発症する。一昨日、またはそれ以前に食べた物が今日になってようやく排泄されるということがあるからである。その結果、食物の残りかすの滞留時間が長くなり、便の量が増えて、発酵の進行や腐敗による自家中毒が著しく悪化する。

患者の多くは、便通があるのは規則正しい消化が行われている証拠だから、自分は健康であると考える。しかしこれは大きな誤解である。がん患者にもしばしば規則正しい便通があるものである。

4.2 肝臓疾患

肝臓は、胆嚢、膵臓、小腸のブルンナー腺とともに、好塩基性器官の一つである(10ページ参照)。貯蔵塩基が減少すれば、器官の働きもまた低下する。

症 例

〈男性(63歳)・建設作業員〉　脂肪肝。肝酵素活性化を伴う慢性肝機能障害。肥満症。末梢動脈機能不全。

治療:塩基薬剤、食事指導、Hepeel®錠剤、ミネラル錠剤。治療第1週は追加的に重炭酸ナトリウム8.4%の溶液20mℓを3回投与。

酸塩基平衡とその他の検査結果

治療開始時: pHB 7.32, BB 34, PLB 18, ICB 16, BE −10
ヘモグロビン11.5g/dℓ, γ-GT 57U/ℓ, 尿酸12.6mg/dℓ

14か月後: pHB 7.45, BB 45, PLB 20, ICB 25, BE −8
ヘモグロビン11.7g/dℓ, γ-GT 22U/ℓ, 尿酸 8.5mg/dℓ

この患者は、治療開始後ほどなくして元気が出てきたと感じた。BB、PLB(BEと同傾向を示す)、ICBが改善していることで、病態が改善傾向にあることは明らかである。尿酸値の減少も注目される。

一般に、男性でICBが正常範囲より低くなることは珍しい。しかし、肝臓病がある男性では、半数以上にしばしば正常値を下回るケースがみられる。この低い値は酸の負荷が大きいことを示している。

4.3 心循環疾患

マイヤーは著書『致命的な問題』(1951)の中で、呼吸困難と動悸、心臓の痛みを訴える患者の例を挙げている。その患者に、腸を洗浄して酸を排出してしまえば、すぐ健康を取り戻せると請け合った。似たようなことは一般の診療においてもしばしばみられる。一例を挙げるなら、47歳の農業従事者に重炭酸ナトリウムの注入(重炭酸ナトリウム8.4% 100mℓ+NaCl溶液400mℓ)処置をしたときのことである。彼は次の診察のときに、治療を受けたらまるで生き返ったように感じたけれども、肉を食べた後にまた心臓の圧迫感が出てきたと話した。肉の摂取により(128ページ　表17)酸が再び入ってきて、酸過多や局所アシドーシスの再発が起こったのである。

重炭酸ナトリウムの非経口投与を行ったある研究では、何人かの心臓病患者に著しい効果が認められた。61歳のある患者の場合、本来、慢性の脊柱障害を治療するために重炭酸ナトリウムの投与を受けたのだったが、今度は「心臓の治療のために」投与してほしいと自分から申し出るほどだった。

症　例

〈男性(57歳)・農業〉　3年前に心筋梗塞、時々狭心症の症状あり。

治療：塩基薬剤、Strodival®、2〜3週間おきに重炭酸ナトリウム8.4%の溶液20mℓの静脈注射とオゾン化自己血注射。

酸塩基平衡値の測定結果

治療開始時：pHB 7.50, BB 44, PLB 24, ICB 20, BE －4

12か月後：　pHB 7.44, BB 47, PLB 23, ICB 24, BE －5

この患者の場合BEは1ポイント下がったが、重要な意味をもつ細胞内アシドーシスは改善し、病状は著しく回復した。

4.3.1　不整脈

不整脈は通常、酸塩基平衡の治療によって改善するものである。この障害には必ずといってよいほど細胞内アシドーシスが顕著に現れる。不整脈の危険性はクリュック(Krück)も指摘している(Siegenthaler, Blum)。彼は、カリウム平衡における変位との結びつきを重視し、この変位を毎日観察し、測定すべきだという。この考え方に立てば、私はイョルゲンセンの言葉をもう一度指摘しておきたいと思うのである(39ページ参照)。

重炭酸カリウムの投与

カリウム平衡について、ここでもう少し踏み込んで解説しなければならないだろう。カリウムはその97〜98%が細胞内に存在し、血清中で測定されるのは2%だけである。採血とその後の検査室での処理は決定的な意味をもっている。なぜなら、正確なカリウムの値は、採血後速やかに溶血する前に遠心分離しなければ確かめられないからである。酸塩基平衡の測定とともに行われた多くの検査で得られた値は、正常低値か正常値を下回っていた。そのためカリウム投与の必要性がしばしば言われるのである。サンフランシスコ出身のセバスチャン(Sebastian)を中心とした研究班は、試みに重炭酸ナトリウムを使わず、重炭酸カリウムで実験を行った(Frassetto et al., Sebastian et al.)。腎臓機能が正常であれば、高カリウム血症の危険は除ける。

カリウムの問題

- H^+イオンによりK^+イオンが細胞内から血漿へ押し出される
- その結果、カリウムは正常値を示していながら、細胞内は著しいカリウム欠乏状態になる
- カリウム値は3.7〜5.7mmol/ℓを示す
- 酸塩基平衡が障害され、「正常範囲内の」カリウム値を示しながら、細胞内に明ら

かなカリウム欠乏が生じる。

カリウムは細胞内腔にある主要電解質の一つで、膜の電位差を正しく保つ働きをする上に、神経細胞や筋肉細胞の興奮をつかさどる酵素系を活性化させ、心臓のエネルギー代謝を制御する。

症　例

〈男性(35歳)・技術者〉　S状結腸がんのため18か月前に半結腸切除術。その後肝臓に転移し、高用量化学療法を受ける。

酸塩基平衡とその他の検査結果

治療開始時：pHB 7.37, BB 38, PLB 24, ICB 14, 新ICB 57,ヘモグロビン13.9g/dℓ

6週間後：　pHB 7.41, BB 40, PLB 24, ICB 16, 新ICB 60,カリウム3.6mmol/ℓ

10週間後：　pHB 7.42, BB 40, PLB 23, ICB 17, 新ICB 62,カリウム3.8mmol/ℓ

治療を開始して2週間後、患者は自宅で心停止状態に陥ったが、蘇生術が功を奏した。その後ほぼ12か月延命し、がんにより死亡した。

これはカリウム平衡に関するたいへん教示的な例である。最初の酸塩基平衡の測定時には、カリウムの測定を組み入れることができなかった。その後測定された値が非常に低かったことから、最初の時点ではさらに低い値であったと思われる。この低値は心停止の原因となり得るし、また唯一の原因であるといってもよい。

カルディオバージョン

症　例

〈男性(61歳)・技術者〉　心房細動の観察期間が9年余りに及ぶ。

酸塩基平衡値の測定結果

治療開始時：pHB 7.40, BB 43, PLB 26, ICB 17, 新ICB 62

6週間後：　pHB 7.50, BB 48, PLB 24, ICB 24, 新ICB 75

患者が初めて訪ねてきたのは罹患後6年が過ぎた頃で、酸の排出に関する検査と相談が目的だった。ザンダー法によって尿検査を実施したところ、36%という中等度の酸性度指数が何度も計測され、57%を示すこともあった。これはストレス反応によるものか排泄作用の活性化によるものと考えられる。二度のカルディオバージョンの後に行われたこの酸塩基平衡の検査は大きな意味をもつ。

カルディオバージョンが「単純な」介入ではなく、体の生化学に深く関わる医療行為であることをこの測定値は示している。私が注目しているのは、酸の排出処置の指示を忠実に守った患者は、これまでとは違う生きがいを長期にわたって持ち続けていることである。

4.3.2　心筋梗塞

ケルンは心疾患に関する問題について、次のように解説している。

心臓の苦痛は、器質的な左心筋層の障害によるものが常である。その障害の原因は次のものである。

- 高血圧
- 毒性物質
- 若年期のスポーツによる過剰な肉体負荷

これらの傷害も単独で苦痛をひき起すことはない。酸性化、あるいは酸過多が重なったときに初めて症状が出る。酸性化が起こると、初めの症状にさらに進行した病態が加わる。それが進むと狭心症発作を起こし、梗塞が生じて大きな発作を招くことがある。すなわち梗塞とは、それ以前からあった強い酸過多状態がひき起こす、比較的広い心筋層部の生化学的破壊の終局である。

ヴェント(Wendt)は、体内に起こるあらゆる滞留を、真性にまで至らない、潜在的な限局性のアシドーシスであるとみなしている。

滞留が起これば必ず体液の流れは遅くなる。それと同時に酸素の供給も遅れ、酸性の最終産物を生む嫌気性の作用過程が増えることになる。

さらに、滞留することは、酸性度の高い物質代謝スラグの搬出が遅れることを意味する。毛細血管中の赤血球が酸過多の組織を通って流れるとき、アシドーシス性硬化が起こる(59ページ 図11参照)。これは生物病理の根源現象とみることができる。このことから、梗塞という終局をもたらす左心筋層の血行停止についても説明がつくのである。

この問題についてはヴァルンケ(Warnke)も大きくとり上げている。

「医療関係者の間では、過酸化症はアシドーシスと呼ばれている。多くの生理学者は、根本的な機能の崩壊(=心筋梗塞)が起こらない限り、血液中でアシドーシスが起こる可能性について全く知ろうとしない。彼らは、血液が非常に高い緩衝能力を持っており、体がいくつもの対抗方策を用意していることから、日常生活では血液pH値の低下は実際には起こり得ないと言っている。しかし現実は違っているようだ。

確かに血液は、どんな状況でも7.36を少し超える正常なpH値を維持しようとする。その考え方は大きな血管内においては当てはまるが、小血管(細動脈、細静脈、毛細血管)内ではまったく状況が違うらしい。これらの小血管は、何といってもガス、代謝産物、基質の交代という重要な機能について大きな役割を担っているのである。

なぜ小血管かといえば、酸がポンプまたはアンチポート系を通じて細胞からすばやく運び出され、希釈の必要性から隣接する血管に持ち込まれるためである。すなわち、次のようなときは酸が過剰になる。

- グルコース過多と脂肪酸過多とが同時に起こるとき
  脂肪酸がグルコースの酸化分解を妨げることから、大量の乳酸が発生する
- チアミンピロリン酸塩複合体を作るためのビタミンB_1が欠乏したとき
- ピルビン酸塩デヒドロゲナーゼの活性化に重要な酸素が不足したとき」

ヴァルンケは、日常の医療現場から次のようなケトアシドーシスの発生原因を挙げている。

- 長時間座位のままでいることによる血行不良
- 疲労消耗
- 浅い呼吸
- 特定の睡眠ステージにおける過換気
- アルコールや睡眠薬による呼吸中枢の麻痺
- 腎臓機能の低下
- 低血糖発作
- 空腹状態
- 断食
- 糖尿病

細胞内におけるアシドーシスの影響は甚大で、次のような結果をもたらす。

- 細胞のエネルギー通貨(アデノシン三リン酸、ATP)の利用を阻害、加水分解を抑制
- グルコースの利用と酸化を抑制
- いろいろな酵素の作用を抑制
- mRNAをブロックし、同時に抗体、タンパク質、酵素の生成を妨害

逆調整の機序

細胞の中には緊急の場合に活性化する逆調整の機序がある(Warnke)。Na^+/H^+アンチポートによってH^+イオンが細胞から出て行き、Na^+イオンが細胞に入ってくる。すると細胞はナトリウム過剰の状態となり、水分が流入し、浸透圧による腫脹が起こる。ナトリウムの過剰は、もう一つの細胞膜輸送系であるNa^+/Ca^{2+}交換機構を抑制する。この交換機構では、カルシウムを細胞内から外へ排出するために、通常は細胞内に向かうナトリウム勾配が使われる。ところが、過剰なナトリウムが細胞内に蓄積すると、ナトリウムを排出し、カルシウムを取り入れる反転機序が働く。そのようにしてカルシウムが細胞内にたまり、そのカルシウムが以降の酸産生時に脂質やタンパク質を分解する酵素を刺激するようになる。これは最大の危険信号である。

細胞内にナトリウムが増えすぎると、非常に多くのエネルギーを必要とするNa^+/K^+ポンプが作動する。エネルギー不足はアシドーシスの結果であるから、ここで悪循環が始まってしまう。この悪循環は、H^+イオン濃度が細胞外で再び高まるまで終わることがない。

リンパ液と血液の中のpH値が下がるとタンパク質が正荷電し、脂質とタンパク質の分離傾向は減少する。このとき隣接する細胞全てに——赤血球にまでも——侵入できるCa^{2+}イオンが放出されることになる。すると細胞膜の柔軟性が損なわれ、赤血球も毛細血管を通り抜けるのに必要な変形能力を失う。連銭形成というこの現象が、特に顕微鏡での暗視野観察でよくとらえられる。硬化した赤血球が棒状に包装

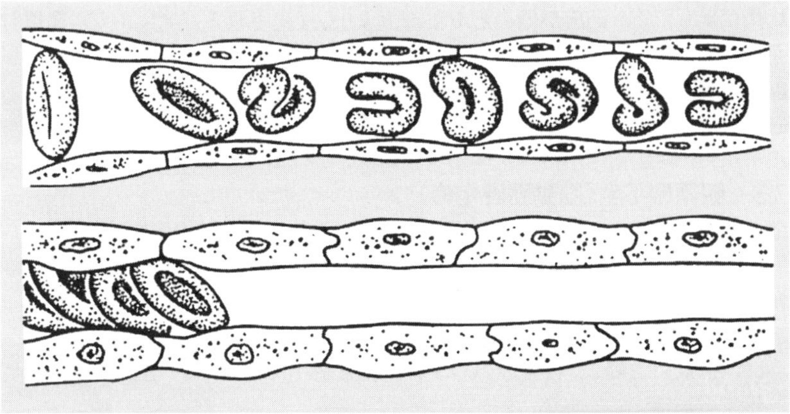

図11　赤血球の「連銭」生成現象。上：血行を良好にするために起こる毛細管内の血液細胞の正常な変形。下：エネルギー不足により膨脹した血管細胞と硬化した赤血球が血行を阻害する。

された硬貨のようにくっつき合って連なっている(図11)。その結果、毛細血管周辺の供給機能と廃棄物処理機能が大きな障害を受けるので、細胞は好気性から嫌気性へとエネルギー循環を切り替えなければならない。毛細血管周辺に、潜在性あるいは顕在性アシドーシスが生じることが避けられないのである。水分が毛細血管から出て血管壁やリンパに浸入していき、血液の粘性が増すと、この作用は強まる。

酸排泄の主要臓器である腎臓はH^+イオンが増えすぎると非常栓を開放する。ナトリウムと交換にカリウムを尿細管へ排出する代わりに、H^+イオンを排出するため、尿のpHの酸性度はますます上がる。

アシドーシスがもたらすもの

酸が自由神経終末をより敏感にすることは、疼痛治療においてたいへん重要である。このことは、酸の排出治療を受けた結果、強い痛みから解放された患者たちの経験に裏づけられている。

ヴァルンケは、アシドーシスが悪化すると、電磁スモッグに対する感受性が高まることも指摘している。彼の説明はこうである。

「重いアシドーシスでは、水素イオンが、誘導された電界の中で周期的に血管壁に押し当てられ、カルシウムが放出される。カルシウムは内壁細胞に入り込み、一酸化窒素を生成する。このプロセスは、より強力な交換磁場の持続的な作用のもとでついには終息する。このことは、マクロファージ効率の抑制と血管の硬化、それに微小塞栓症という結果を生むだろう」。

私は何人かの患者について、イョルゲンセンの測定法を用いて、そのアシドーシスを立証することができた。

そこから私が得たのは次のことである。電気過敏を示す患者は、基本的に酸過多の状態にあり、酸の排出が他のどんな治療よりも優先される。アマルガム充填材の除去もこの場合は効果を示さない。なぜなら、私の測定結果によれば、歯科金属が原因で症状が出るときは、必ず部分的に極度の塩基不足が起こっているからである(96ページ参照)。

4.3.3　脳循環不全(脳動脈硬化症)

脳に循環不全があると、やはり心臓の場合と同様、さまざまな形で症状が現れる。ケルンとヴェントは脳の局所アシドーシスがここでもリリーサーになっているとみる。赤血球のアシドーシス性硬化(上記参照)によって症状はさらに悪化する。

症　例

〈女性(56歳)・主婦〉　再発性のめまい。疲労感。良くなったり悪くなったりを繰り返す関節痛

治療：長期にわたる塩基錠剤投与、食事指導

酸塩基平衡値の測定結果

治療開始時：pHB 7.49, BB 38, PLB 21, ICB 17, BE －7

9か月後：　pHB 7.43, BB 44, PLB 21, ICB 23, BE －7

酸排出治療の結果BBが改善し、ICBは正常値に戻った。それと同時にめまい、慢性疲労、関節痛も消失した。

この症例は同様の症状に悩み、「脳循環不全」という一般的な診断名をつけられた多くの患者のケースを代表している。経口であれ非経口であれ、塩基物質を補給することにより、酸塩基平衡の観点では必ず回復が図れるだろう。その際、注入による塩基補給が症状の緩和を早めることは言うまでもない。74歳の女性患者の場合は、何度か8.4%の重炭酸ナトリウム(溶液)20mℓを静脈内投与したことにより、かつて病院の治療だけでは改善がみられなかっためまいの症状が消失した。

これまで多くの患者が塩基の注入により症状の緩和を得た。それは私自身の体験や、この注入法を採用した数多くの仲間たちの報告が明らかにしているとおりである。

医薬品の投与と食事内容の適切な転換によって、ケルンのいう局所性脳アシドーシスは解消される。

4.3.4　喫煙の危険性

酸塩基平衡と心循環疾患の危険因子である喫煙の関係についても基本的な考え方を述べておこう。

喫煙者においてはニコチンへの依存が大きな問題である。4.9.3(84ページ参照)の中で、酸過多が起こると、自律神経系の平衡が崩れ、交感神経の機能亢進という形になって現れることを指摘している。ニコチン依存の喫煙者はたいてい交感神経亢進状態にある。ニコチンは、カフェインやテイン(茶素)のように二相性に働く中毒性薬物である。最初の迷走神経の刺激閾内では緊張を緩める働きをし、末梢血管は

広がる。しかしすぐにそれとは反対の作用が働き、喫煙者はまた次の薬物を欲するようになる(Sanum)。

ニコチンは酸性尿によって速やかに体から排泄されるという生化学上の学説がある。つまり、依存症患者は、ニコチンレベルを保つため常に薬物を補給し続けなければならないのである。このサイクルを生化学的に断ち切る手だては、酸塩基平衡の観点からの生活の転換しかない。さもなければ最低限、塩基性塩の投与を行う必要がある。

4.4　気管支ぜんそく

次の二つの症例は、酸塩基平衡の知識がどれほど病気の回復に貢献するかを物語るものである。どちらも従来の治療では効果がみられなかったケースである。

症　例

〈女性(22歳)・秘書〉　幼少時より気管支ぜんそく。気管支治療強化目的のコルチゾン製剤を忌避。

治療：塩基散薬、ミネラル錠剤、低用量のテオフィリン(局)投与、4週間毎の自己血治療。

酸塩基平衡値の測定結果

治療開始時：pHB 7.45, BB 35, PLB 20, ICB 16, BE －9

7か月後：　pHB 7.45, BB 43, PLB 21, ICB 22, BE －7

患者の状態は改善し、テオフィリンの投与量も以前より減った。この若い女性のケースは、肝心の細胞内アシドーシスを補正することで、気管支疾患であっても簡単な治療により改善することを示している。次の患者の例は、本例以上に強い印象を与える。

症　例

〈男性(63歳)・年金生活者、元石工〉　珪肺症による慢性気管支ぜんそく。多血症。既往：B-II法による胃穿孔治療。上室性頻脈。心房細動と絶対性不整脈。これらにより数度にわたって病院治療を受ける。

治療：ミネラルの他、B_{12}と葉酸、気管支分泌物の液化促進剤を在宅で注入。

酸塩基平衡値の測定結果

治療開始時：pHB 7.67, BB 47, PLB 31, ICB 16, BE＋3

4週間後：　pHB 7.50, BB 46, PLB 26, ICB 20, BE －2

最後に退院した時点では、患者はまだ患者仲間への別れのあいさつもままならないほど衰弱していた。初めの測定値は呼吸性アルカローシスを示していたが、同時に細胞内アシドーシスもみられた。ところが本人は急速に元気をとり戻し、現実に重度の肺けいれんが収まってきた。検査値には呼吸性アルカローシスと細胞内アシドーシスが正常に戻ったこと(pHBが7.67から7.50に、ICBが16から20に改善)が表れている。患者は再び自宅内を歩きまわることができるようになり、心拍も安定した。

この患者が、簡単な点滴治療でこれほど早く健康を回復したことは私自身にとっても驚きだった。酸塩基状態とともに、しばしばみられる細胞内アシドーシスを適切に観察することの必要性が、これらの例で強く裏づけられるであろう。

4.5 代謝疾患

次の項では真性糖尿病、偏頭痛、骨粗鬆（しょう）症、リウマチ、脱毛症といった代謝疾患の症例を挙げて解説する。これらの疾患は国民の間で増え続け、いまや保健制度の重荷となっている。

4.5.1 真性糖尿病

多くの真性糖尿病患者の治療経験から次の3つを例示する。

症　例

〈男性(86歳)・年金生活者〉　高血圧症。高尿酸血症。高脂血症。真性糖尿病。

治療：8.4%の重炭酸ナトリウムNaCl溶液を2回x125mℓ、1回x250mℓの計3回注入、塩基散薬の経口投与、グリベンクラミド(局)

酸塩基平衡値の測定結果

治療開始時：　pHB 7.56, BB 38, PLB 21, ICB 17, BE －7

2週間後：　pHB 7.48, BB 42, PLB 21, ICB 21, BE －7

治療の開始時は血糖値が350mg/dℓで、激しいめまい発作と左耳の極度の聴力低下が起こった。治療後にはめまいが消え、左耳の聴力も回復した。血糖値も200mg/dℓにまで下がった。

症　例

〈男性(71歳)・年金生活者〉　数年前から真性糖尿病。慢性高血圧症。慢性頭痛。糖尿病性血管障害による疼痛性跛行。

治療：塩基散薬、インスリン投与、Inzelloval®投与によるミネラル補給、酸塩基平衡の状態に即した食事指導。

酸塩基平衡値の測定結果

治療開始時：　pHB 7.52, BB 43, PLB 24, ICB 19, BE －4

10か月後：　pHB 7.48, BB 50, PLB 27, ICB 23, BE －1

初回の測定はインスリン調整のための入院が終わった後に行われた。患者は両脚に跛行の原因となる痛みがあるため、まだ気分の落ち込みが激しかった。治療によってBB、PLB、ICBが著しく改善し、患者の体調はたいへんよくなった。跛行を起こしていた痛みも消えた。

症　例

〈女性(40歳)・主婦〉　乳児期より1型糖尿病。慢性疲労。恒常的なかゆみ。「心の病」と診断される。

治療：クサノオウ、塩基製剤、初めに塩基剤注入。

酸塩基平衡値の測定結果

治療開始時：pHB 7.46, BB 38, PLB 22, ICB 16, 新ICB 62

4週間後：　pHB 7.46, BB 39, PLB 22, ICB 17, 新ICB 65

8週間後：　pHB 7.46, BB 38, PLB 23, ICB 15, 新ICB 61

治療にもかかわらずICB値が上がらなかったことをまず不審に思うかもしれないが、これは典型的な酸排出反応である。塩基が「洪水」となって血流に乗って流れ、組織の中に放出される。すると組織からは酸が流れ出るが、血液中の緩衝能はすぐには適切な値にまで上がらないのである。治療の効果をはっきり示したのは、「体調がずいぶん良くなった」という患者の言葉であった。

糖尿病患者に対しては、早い時期に酸塩基平衡の治療も行うことがたいへん重要である。そうすれば、より適切な血糖調節が可能となり、重度の段階で発現する血管障害や神経障害を緩和することができる。

糖尿病治療の歴史から一つの興味深い考え方を挙げるなら、抗糖尿病薬もインスリンも知られていない時代に、1日30gまでの重炭酸塩を投与して患者を治療していたことである。抗糖尿病薬もインスリンも及ばない、原則的な治療方法が認識されていたのである。

ある患者が次のような記録を私に見せてくれた。

- 尿のpH値が5.0のとき、インスリン1単位は糖を5～8mg/dℓ下げる
- 尿のpH値が6.8のとき、インスリン1単位は糖を40～50mg/dℓ下げる
- 尿のpH値が7.4のとき、インスリン1単位は糖を20～30mg/dℓ下げる

これは糖尿病をコントロールする一つの方法として、まさに検討に値する内容である。治療に前向きな患者は、病気を回復させる大きな可能性を持っている。

これに関連して、ビグアナイド製剤で、まれに好ましくない副作用が起きることを知らせておかねばならない。薬の添付文書には次のように書かれている。「最も重い副作用は乳酸アシドーシスである。これは乳酸の蓄積を特徴とする。蓄積した乳酸は、アシドーシス傾向を示す他の腎臓、肝臓、心臓、呼吸器系の疾患と関係し合ってアシドーシスをひき起こす。乳酸値の上昇が軽度にとどまっていれば臨床的重要性は低いが、乳酸が高値を示した場合、呼吸は速くかつ深くなり、昏睡あるいは死に至ることがある」。

ここには糖尿病患者のジレンマがよく表れている。なぜなら、糖尿病自体がそもそも酸過多をもたらすからであり、この典型的な治療によって酸過多の状態はさらに悪化しかねないのである。あるいは、糖尿病患者がすでにもともと潜在性アシドーシスに陥っているといってもよい。これらの患者にとって、塩基療法は血糖調節と並んでますます重要になっている。

4.5.2　偏頭痛

女性の多くがしばしば頭痛に悩まされている。中でも片側だけが発作的に痛む偏頭痛の悩みは深い。古い時代の小説にも「静かな部屋にこもってしまわれた奥様」という表現があり、これも偏頭痛が原因と考えられる。私の経験から言えば、どんな偏頭痛も、徹底した物質代謝の毒物排除（＝酸の排出）によって治癒するか、最小限まで緩和される。多くの症例があるが、その中から次の2例を挙げよう。

症　例

〈女性（32歳）・行政事務職員〉　長い間右側の頭痛に悩む。早朝から痛み始め、痛み止めの効果は薄い。横になると治まるが、頭を起こすとすぐ痛み始める。夜、数時間してようやく痛みがおさまる。

治療：塩基散薬、ミネラル錠剤、特にコーヒーと甘いものを排除する徹底した食事改善。この段階で、緩衝を速めるため数回にわたり8.4%の重炭酸ナトリウム溶液30mlの注入。

酸塩基平衡値の測定結果

治療開始時：pHB 7.45, BB 31, PLB 24, ICB 17, BE －4
1週間後：　pHB 7.49, BB 44, PLB 27, ICB 18, BE －2
4週間後：　pHB 7.55, BB 41, PLB 20, ICB 22, BE －9

最初の管理検査時にすでにBBとICBに著しい改善をみた。患者本人も顕著に体調がよくなったことを感じていたが、塩基とミネラルによる治療は一貫して続けた。注入治療だけは中止した。最後の測定時には患者の痛みはほぼ消失し、空腹時や食事指導を守らなかった（コーヒーを飲んだ＝酸性化させた）後に軽い頭痛が起きただけであった。

症　例

〈女性（36歳）・主婦〉　数か月前から慢性の頭痛。鎮痛薬を1日5錠まで服用。1年前に胆嚢切除、12年前に胆石がわかる。「偏頭痛顔」。

治療：ラウフ法による前処置後、緩やかなマイヤー式腸浄化、塩基散薬、Kalium phos. D6

酸塩基平衡値の測定結果

治療開始時：pHB 7.51, BB 40, PLB 21, ICB 19, BE －7
18週間後：　pHB 7.48, BB 48, PLB 25, ICB 23, BE －3

3週間後にはもう患者の痛みは消え、わずかにうっとうしさが残っているだけということだった。管理検査の時には、全く症状を訴えなくなった。BBとICB、BEの上昇がその証左である。

4.5.3　骨粗鬆症

骨粗鬆症の患者は現在急増している。ここ数年から数十年の間にさまざまな治療基準が紹介されたが、決め手となるものはない。この病気は、発症する前、あるいは罹患の事実がわかるずっと前からすでに始まっている。若いときから食事にミネラルが不足し、カルシウムを奪う四重奏――アルコール、ニコチン、カフェイン、砂糖――がそれに追い討ちをかける。現代人はもっとずっと多くのミネラルを摂るべきだということが次々と明らかになっている。ストレスを感じている人はミネラルの消費量も多いうえ、物質代謝が妨害されている体を再び始動させるために、ミネラルがさらに必要となるからである。

若年期からカルシウムが不足すると、骨形成不良が起こる。そこでカルシウムの補給をしなければ、骨のカルシウム貯蓄量は常にマイナスの状態のままである。後年ミネラル不足が起こると、骨格組織中の解体プロセスは加速される。それだけでなく、カルシウム不足は骨実質の喪失を一気に促すことも明らかになっている。

しかしなぜ骨粗鬆症は閉経後の女性に好発するのだろうか。酸塩基平衡の視点からその答えを探してみたい。

レッケヴェークのホモトキシン学説によれば、女性の月経血とともにホモトキシンが排泄される。その証拠として、女性は月経の前に頭痛の訴えが増え、抑うつ状態が増し、腰痛が起きたり、偏頭痛などの症状がしばしば悪化したりする。月経が始まると同時に、あるいは月経が終わるとすぐに、これらの症状はことごとく消失する。トキシン(毒素)量が月経期間中に減るからである。

月経がなくなると体内のホモトキシン(＝主に酸)は体内に押しとどめられる。すると、この酸の分だけ余計に緩衝作用を働かせる必要が生じる。そのとき血流中の緩衝物質が不足していれば予備の物質に手がつけられることになり、骨のカルシウムも動員される。こうしてカルシウムの乱用が始まるのである。

ノーテロヴィッツとヴァーレ(Notelovitz, Ware)は、その著書『年をとっても背筋を伸ばして』の中で、菜食の生活を送る人は肉を多く食べる人よりも骨が丈夫であると述べている。菜食の人は高齢になっても失う骨実質の量が少なく、骨粗鬆症になる人も少ない。考えられる理由として、著者は食物中の酸の量の影響を挙げている。植物性の食物は周知のように酸の含有量が少なく、むしろ塩基過多であるのに対して、食肉は酸の含有量が高い。体は酸の負荷に反応し、酸の過剰を補正しようとして骨の組織を分解する。

簡単に言えば、ごく幼いときからホールフード(自然健康食)の原則にのっとった栄養豊富で多様かつ微量元素を豊富に含む食物を摂るべきだということである(von Koerber et al.)。動物性タンパク質の摂取は少量にとどめ、常にたくさんの植物性の食物――とりわけジャガイモと野菜――を一緒に摂ることが大切である(Rauch, Mayr)。

症　例

〈女性(69歳)・年金生活者〉1年前右乳房切除、以後放射線治療。その3年前より骨粗鬆症による脊椎の痛み。リン酸カルシウム調剤を服用するもレントゲン画像上改善がみられない。長期のCefossin®脊椎旁注射で改善する。

治療：塩基・ミネラル錠剤、塩化ナトリウム D6、酸排出のための食事改善。

酸塩基平衡値の測定結果
治療開始時：pHB 7.42, BB 42, PLB 23, ICB 19, BE －5
4週間後：　pHB 7.45, BB 45, PLB 24, ICB 21, BE －4

この例では白血球減少症が白血球数3600と悪化し、リンパ球絶対数が927（基準値1500）に下がっていた。患者の全身状態もそれとともに悪化していたが、治療に入ると患者本人の体調は顕著に回復し、時々感じていた背中の痛みも完全に消失した。白血球数も5200に上昇した。

酸過多によるミネラル物質の分解

この数年、特にアメリカ圏で、骨粗鬆症の問題性についていくつかの研究成果が発表された。そこでは慢性的な酸緩衝の作用によって骨粗鬆症が発現する傾向がはっきりと示されている。

経口的にアシドーシスを起こした実験では、最初に血液緩衝能の低下が起こる。さらに酸負荷を高めると、細胞内緩衝能が低下するとともに骨の緩衝能の負担が増す（Lemann, Litzow, Lennon）。引き続き酸を加え続けた場合、残る緩衝方法は骨からミネラル物質を放出することのみである。

ヴァッハマンとベルンシュタイン（Wachmann, Bernstein）は、骨粗鬆症には食物中の高い酸負荷が非常に大きく関わっているという仮説を立てた。

また、ヴァイスら（Weiss, Gorn, Dux, Nimni）は、成長途上のラットに高タンパク食を与えただけで、骨形成の抑制が起こることを実験で確かめた。

ルッツ（Lutz）が行った介入研究では、タンパク質の供給により被験者に酸負荷が生じた。この実験の中でルッツは、腎臓を経由して酸の排泄が亢進すると、カルシウムの排泄量も増えることを確認した。排泄量が供給量を上回るとカルシウムが不足してしまう。そこで、塩基塩（重炭酸ナトリウム）を与えることにより、食事によるカルシウム、マグネシウム、リン酸塩の供給量に変化がなくても、カルシウム不足を回避することができた。

腰部骨折の発生率と食事に含まれる成分のデータが報告されている16の論文のメタ分析では、腰部骨折の頻度と食事のタンパク質量には強い明らかな相関関係があることが示された。カルシウム摂取量や総カロリー摂取量といった他の要素との関係はみられなかった（Abelow et al）。

セバスチャンらは、閉経後の女性に重炭酸カリウムを多量に投与すると、骨吸収量が減るだけでなく、骨新生も促されることをはっきり証明した。

マーシュ（Marsh）らは、植物性食品に含まれる高い塩基量が骨密度に良い影響を与えていることを疫学的な調査で明らかにした。菜食の女性は80代になっても骨の喪失量がわずか18％であるのに対して、非菜食の女性では35％に及ぶ。これは、双方の摂取食物に起因する摂取タンパク質の占める割合とカルシウムやリン酸塩の摂取量の違いが影響して、菜食者と非菜食者の酸負荷に違いが生じた結果であろう。

また、混食と菜食の女性の調査において、塩基性に作用する食物（つまり菜食者の食事）の大半は、明らかにカルシウム量を増やすことが発見された（Ball, Maughan）。両グループに同量のカルシウムを投与したにもかかわらず、混食者のグループでは、酸とカルシウムの排泄量が目立って多かった。混食者ではタンパク質を多く摂るため、酸負荷が高くなることがその理由と考えられている。

ニューら（New, Bolton-Smith, Grubb, Reid）は、閉経前の女性における塩基性食物（果物）の摂取と骨密度の関係を報告している。

タッカー（Tucker）の研究グループは、初老の被験者で4年にわたって実験を行った結果、骨密度が塩基性食物の摂取に左右されることを証明した。塩基性に作用する食物成分（特にカリウムとマグネシウム）を摂り、果物、野菜を多く摂ることが骨密度を増やすことにつながったというのである。

これらの調査結果が明らかにしたことは、日ごろ酸性に作用する食物を多く摂取していると、緩衝用ミネラルがたくさん使われるため、カルシウムばかりでなく、カリウムやマグネシウムまで骨の蓄えから引き出されてしまうという事実である。体が受ける酸負荷の大きな原因は、食物中の多量のタンパク質である。年齢が上がり、腎機能が衰えるにつれて、この多量のタンパク質は慢性的な酸過多状態（潜在性アシドーシス）を起こしやすくする（Frassetto et al.）。塩基性に作用する食物やサプリメントをより多く摂るようにすれば、骨実質の減少をくい止めることができるだろう。

同僚の整形外科医は、酸過多がこれらの作用を及ぼすことを、長い間あまり信じていなかった。しかし、オーストリアで行われた骨粗鬆症学会で上述したような事実が報告されて、ようやく納得したと語った。

4.5.4　リウマチ性疾患

脊椎疾患と四肢に起こる汎発性の痛みに悩む患者は近年急増している。また、この病気が理由で休業・欠勤する日数も増えている。

関節と脊椎の痛み

ヴェントは著書『タンパク貯蔵庫の疾患』の中で、日常の診療で出会う病気が悪化する典型例を紹介している。

「もし65歳男性の全身性アシドーシスの変化を記録したいと思ったら、15歳頃のことから始めなければならない。若いときは食欲旺盛で、何でもおいしく感じられるから腹いっぱい食べる。20歳は人生で最も体力が充実し、健康に満ちあふれた年齢である。25歳では、ヘマトクリット値が45％と少々高め、ヘモグロビン値15g％、体重はブローカ指数5kgオーバーとなるが、その他の点では極めて健康である。30歳になると、軽度の若年性高血圧症が出てくる。

35歳で彼は初めてぎっくり腰を経験する。その理由が彼にはわかっている。ボウリングをした時に上着を脱いだ。汗をかいた体に窓から吹き込んだ風が当たり、腰をやられたのだと。これがぎっくり腰のきっかけだというのは間違っていない。しかし、原因は過剰なタンパク質の蓄積による腰部筋肉間質のうっ滞である。全身性ア

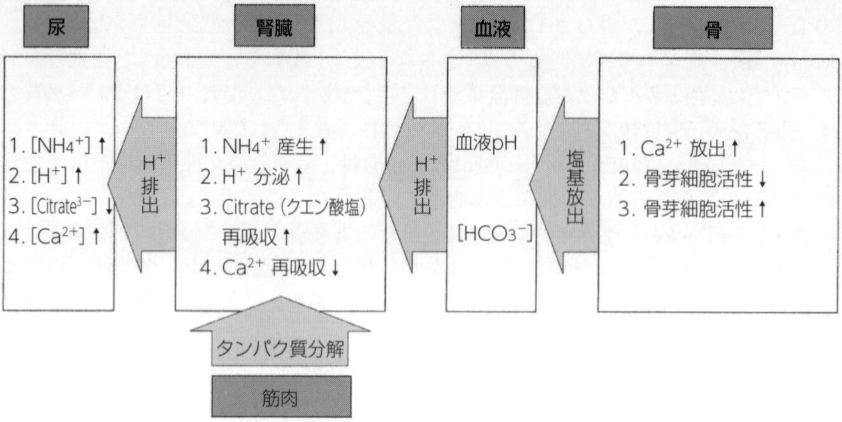

図12　潜在性アシドーシスの代償機序

シドーシスには至っていないが、腰の筋肉組織の局所アシドーシスがすでに始まっていたのだ。」

ヴェントによれば、タンパク質の蓄積とうっ滞は軟部組織リウマチ患者の痛みの原因とみなすことができる。軟部組織リウマチという診断名は、軟部組織に起こる疾患の総称である。体は、尿酸がすぐに腎臓から排泄されないときに、血液から過剰な尿酸を排出して組織の中に蓄えるという有力な手段をもっている(図12)。尿酸の滞留も酸塩基平衡の変化を示す感度の高いパラメータの一つである。ごく軽いアシドーシスの場合であっても滞留が起こり、血清中の尿酸値は上昇する。

血液pH値がわずかに変化するだけでも、結合組織のプロテオグリカンの物理化学的性質は変化する(Heine、27ページ参照)。プロテオグリカンは、結合しているヒアルロン酸分子とともに高分子のポリアニオン複合体を作る。この複合体は水和性の高さから、軟骨組織に重要な収縮性を与える役目を担っている(Garret, Grisham)。細胞外マトリックスタンパクの水和性は、機能酸残基の分離度によって大きく左右される。この分離度もまた、pH値の影響を大きく受ける。潜在性アシドーシスが軟骨組織の機能に与える影響は、このことから説明できる(図13)。細胞外マトリックスの構造は複雑なため、分離度が異なる場合に軟骨組織の機能をじかに測ることは、目下のところ不可能である。

ヴェントによれば、スラグがたまったアシドーシス性のうっ滞性浮腫は、活動性リウマチの痛みの原因となるだけでなく、狭心症や間欠跛行の痛みをもひき起こしている。ひと言で言ってしまえば、局所アシドーシスはすべての痛みの原因になるというのである。

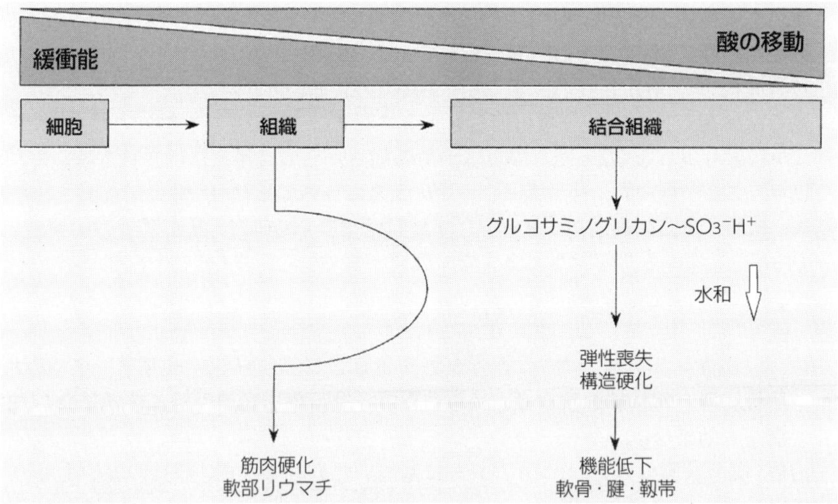

図13 潜在性アシドーシスが結合組織へ与える影響

運動すると血液の循環が活発になり、酸とスラグが運び出される。また強制呼吸によって炭酸が吐き出される。新鮮な空気の中で体を動かすことは酸を排出するために重要であり、リウマチ性疾患の予防につながるのである。

次の2つの症例は、この理論に弾みをつけるような事実を示している。

症　例

〈女性(35歳)・会社員〉　7年前に双子を出産して以降、慢性関節痛の急性増悪。慢性便秘症。週に1度しか排便がないこともある。

治療：塩基散薬、ミネラル錠剤、マイヤー法による腸洗浄。

酸塩基平衡値の測定結果

治療開始時：pHB 7.51, BB 35, PLB 21, ICB 14, BE −7

4週間後：　pHB 7.45, BB 44, PLB 24, ICB 20, BE −4

治療で関節の痛みは消失し、患者自身も十分な回復を実感した。BB、PLB、ICB、BEの上昇がこれを裏づけている。以後は規定食からバランスの良いホールフード(自然健康食)への切り替えを指導した。

症　例

〈女性(57歳)・工場勤務〉　多発性筋硬症があり、脊椎痛が再発。抑うつ状態。脳循環不全。膀胱炎の再発。

治療：塩基散薬、ミネラル錠剤、食事の切り替え。特に砂糖と精白粉の排除。物理療法。

酸塩基平衡値の測定結果

治療開始時：pHB 7.30, BB 34, PLB 18, ICB 19, BE －10

17週間後：　pHB 7.40, BB 40, PLB 21, ICB 19, BE －7

患者は体調が良くなり、脊椎の痛みも完全に収まった。筋硬結が触知されなくなり、抑うつ状態も現れなくなった。酸塩基平衡の観点からの食事療法は以後も続いた。

以上のことから、ヴェントが局所アシドーシスについて指摘したことが証明された。筋肉、軟骨、関節の局所アシドーシスは長引けば長引くほど、酸が解剖学的構造に強く作用し、痛みから解放されるまでの期間が長くなる。強く変性した組織は、もうもとの形に戻ることはない。

症　例

〈女性（75歳）・年金生活者〉　慢性腰椎変性症候群。骨軟化症の増悪。多胞性椎間板膨隆。脊柱管の狭窄は認められない。鍼治療を10回受けるが効果なく、鎮痛薬も効果なし。

治療：塩基散薬の処方、ホメオパシーに基づいた脊柱強壮剤、最初に塩基注入。

酸塩基平衡値の測定結果

治療開始時：pHB 7.43, BB 52, PLB 25, ICB 17, 新ICB 62

私の経験から、この症例では鍼治療も「普通の」痛み止めも効かない。なぜなら、このようなケースでは、組織中のアシドーシスの負荷が非常に高く、まず塩基治療を行わなければ、痛みの緩和、消失は望めないからである。

フラセットら（Frassetto, Morris, Sebastian）は軽度の慢性代謝性アシドーシスが筋タンパク質代謝に影響を与えることを証明した。閉経後の女性では、塩基の投与量を増やすことにより、軽度の潜在性アシドーシスに起因する窒素の喪失を防止できた。

慢性多発性関節炎

慢性多発性関節炎についても塩基治療を基本とすべきである。pH値上のアルカローシスと細胞内アシドーシスがしばしば認められている。重度のケースでは、副作用の強い薬剤の使用を減らすために、長期間の治療が必要になる。

次に典型的な症例を示す。

症　例

〈女性（63歳）〉　血清陽性の慢性多発性関節炎。数度の矯正手術を受ける。3年前までいくつもの病院で入院治療。足の腱全体が痛み、歩行不能。

治療：最初に塩基注入、続いて塩基ミネラル塩、シュスラー塩の投与。

酸塩基平衡値の測定結果

治療開始時：pHB 7.49, BB 36, PLB 22, ICB 14, 新ICB 64

2週間後：　pHB 7.51, BB 50, PLB 29, ICB 21, 新ICB 92

4週間後：　pHB 7.48, BB 44, PLB 26, ICB 18, 新ICB 80

この患者はリウマチ専門病院での入院生活について、そこで出される食事のせいで病気がよけい悪くなったと言った。今回の治療を始めた時はほとんど歩けない状態だったが、2回目の治療で腱の痛みがなくなり、再び短い散歩ができる。3回目の治療時には、それまで夢にも考えなかった山歩きも再開したとのことであった。

初期の慢性関節炎患者から電話で相談を受けたことがある。塩基ミネラル塩製剤(ブルリッピ・ヴィタル・タブレット、Bullrich's Vital Tabletten)を3回、10錠ずつ服用すると痛みがなくなるが、害はあるだろうかという質問だった。この服用量は明らかに多い。とはいえ、体は過剰な塩基をいつでも排泄することができる。ところが、それが酸ならばそうはいかない。また、別の患者は私に、塩基錠剤を服用することで、たいていの場合は自分の病気をコントロールできると言った。極端に激しい運動で体を使ったときにだけインドメタシン調剤をのむのだという。

線維筋痛症

線維筋痛症も同様に、これまでの例を基本として治療することが可能な疾患である。

病気の定義(Peters)からだけでも、その生化学的成り立ちが推論できる。

- 運動器官の多様な苦痛、主に腱の根元やその筋肉組織に起こる
- 複合的な自律神経障害
- 精神的変調

その症状もまたアシドーシス患者の訴えるものと同じである。

- 全身に広がる痛み
- 倦怠感
- 疲労困憊(ぱい)
- 睡眠障害
- 頭痛と三叉神経痛の悪化
- 腹部の苦痛
- 過敏膀胱
- 皮膚障害
- 手足の冷え

これまでに測定した線維筋痛症患者の酸塩基平衡値は、中等度から重度のアシドーシスを示した。全身から酸を徹底的に除去し局所を治療すれば、再び普通の生活の質を取り戻すことができるのであるから、この疾患において解決不能な困難はないはずである。

4.5.5　脱毛

ここ最近、抜け毛を訴える女性患者が増えている。体毛も体の一部であり、体液の供給をその良し悪しに関係なく受けている。もし大量の酸が作用すれば、体質により体毛や体毛の付随組織がその負荷を受ける。症状はさまざまで、体表のあちこちに汎発性の脱毛が起きることもあれば、全身の毛がすっかり抜け落ちてしまうこと

もある。ある女性の腎臓病患者が言ったことは特徴的である。それまでその患者の口から抜け毛の訴えを聞いたことがなかったが、彼女は、腎機能の改善のために処方された重炭酸ナトリウム錠剤をのむようになってから抜け毛がなくなったというのだ(79ページ参照)。

症　例

〈女性(45歳)・美容師〉　治療にもかかわらず脱毛が悪化。肝臓・胆嚢の負荷顕著、便秘。

治療：F.X.パサージェソルトを用いた腸洗浄、塩基補給、胆汁分泌促進。

酸塩基平衡値の測定結果

治療開始時：　pHB 7.46, BB 41, PLB 22, ICB 19, BE －6

4週間後：　pHB 7.40, BB 45, PLB 24, ICB 21, BE －4

患者は治療により脱毛が止まったといい、検査結果も改善した。徹底した食事療法は継続した。

別のある患者は、義歯を新しくしてから頭髪の抜け毛が増え、その後全身の体毛が抜け落ちてしまった。マイヤー診断法による所見では、小腸部の下垂を伴う慢性腸炎が認められ、数日間におよぶ軽い便秘を伴っていた。このケースでも特徴的といえる細胞内アシドーシスが発現していた。徹底した腸浄化法とそれによる適切な解毒(＝酸排出)を勧めたが、患者を説得するには至らなかった。その他の治療をさまざま試みたが、効果はみられなかった。

4.6　がん

がんの発生と病症については、すでに多くの研究がなされており、発がん物質の重要性も認知されるようになった(Budwig, Kuhl, Reckeweg, Schliephake, Windstosser)。

ヴェアラント(Waerland)は次のように述べている。

「最も厄介な病気であるがんについては、その前提条件および前段階の一つに酸過多があると言ってよいだろう。酸過多の中和を図るにはアルカリ塩の力を借りるしかない。カリウム、カルシウム、ナトリウム、マグネシウムといったミネラルがその中心的役割を果たすが、動物性食品にはこれらのミネラルが欠けている。一方、緑の野菜、穀物の外皮、ジャガイモの皮や外層、野草などには多く含まれ、骨の関節包、軟骨、腱、筋原線維、神経鞘にも多く存在する」。

4.6.1　アルカローシス

がん患者のアルカローシスについては何人もの研究者がとり上げている。厳密に考察してみると、どの研究も血液pH値の視点からのみ論じており、緩衝能を論の出発点としていない。pH値が示すアルカローシスは、緩衝能についての情報を何も与えてはくれない。

クール（Kuhl）は次のように述べている。

「細胞呼吸障害は慢性疾患につきものである。解糖作用、つまり体細胞や組織で起こる乳酸発酵も同様である。しかしがんの場合、腫瘍形成にとって重要な意味をもつものは乳酸の毒性濃度だけである」。

ゼーガーは、アルカローシスが起こるのはがん細胞の内部だけであると述べた。

「がん化の途上で、6.2～6.5である正常な比較細胞のpH値は7.2以上になり、7.8～8.0あるいはそれ以上の強アルカリにまで変化する。がんを防ぐ食事法とは、電子供与体（＝水素を与える物）の供給を厳しく制限し、逆に電子受容体（＝水素を奪う物）の供給を増やすような方法しかないと考えられる」。

ゼーガーが自然界・植物界にある有用な電子受容体として挙げているものは次のとおりである。

- 赤カブ
- アントシアン：ミルティリジン（コケモモの色素）、オエニジン（赤ワインの色素）、サンブシン（ニワトコの色素）
- かんきつ類、クマコケモモやユーカリの葉、オークの樹皮、パンジーに含まれるフラボンやケルセチン
- シンファイタム・オフィシネイル（コンフリー）
- L（＋）－乳酸
- オゾン（O_3）－呼吸連鎖が遮断されたときの重要な代替ブリッジ
- ゲルマニウム

シュリープハーケ（Schliephake）は次のように言明している。

「その塩基過多の学説は長い間厚い支持を得ていた。しかし塩基過多がどんな病気の原因となり、どんな病気を予防するかについては解明されないままだった。このような学説は、上位器官がつかさどる体の機序を正しく理解していないものである。生体は辛抱強く酸塩基平衡を維持している。酸が多量に入ってきても平衡が保てるように、健康体にとっては十分すぎるほどに予備のアルカリも蓄えている。恒常的な塩酸の摂取など、長期にわたって無機酸が入ってきたときにだけこの機序が対応しきれなくなり、中和するために骨のカルシウムが動員されるのである」。

これに対して次のような反論もある。

「生体の酸塩基平衡は強力に維持されており、確かにアルカリの蓄えも大量にある。しかし、点滴石をも穿つというではないか」。

マイヤーの初期の教え子の一人であるコーヤー（Kojer）は、1989年に行われたマイヤー療法医の補習教育で次のように述べた。

「昨今の患者は20～30年前の患者と比べると、マイヤー療法で元の体調を取り戻すまでに2～3週間余計にかかる。その上、酸性雨や酸性土によって生の食物のアルカリ成分が減っているという状況がある」。

イョルゲンセン法を用いた17,000例の測定値からは、患者の大半が明らかな潜在性アシドーシス状態にあり、その中には重度の人もいることがわかる。

シルヴァイ(Szilvay)は次のような重要な指摘をしている。

「ホルモンおよび酵素の作用の強さは血液のpH値に依存している。血液のpH値がアルカリ性に傾くと、副腎皮質と内分泌系の機能が抑制される。がんやリウマチ・痛風による関節炎では血液のpH値はアルカリ性に傾く。(中略)がん患者群を対象とした一連の検査では、pH値は7.55〜7.70という高いアルカリ性を示した。このpH値をアシドーシスの方向に正すときに、乳酸が大きな役割を果たす。血中に乳酸を注入すると、生きている細胞中でのウイルスの増殖が抑えられ、抵抗力が高まる」。

ここでもpH値について言及されているだけで、肝心な緩衝機能のことは顧みられていない。

私が診たがん患者の検査結果を見る限り、高い塩基性値は証明できなかった。それは末期のがん患者においても同様だった。おそらくかつてはpH測定が正確に37℃の環境で行われなかったのではないだろうか。室温で測ったり、採血から測定までに時間が経ちすぎると、高い塩基性値がたやすく計測される。これまでに私はいくつものpH計測器やゾンデを使ったが、いつも必ず見かけ上は高い塩基性値が出たものである。後で考えるとどれも納得できない値である。新型のpH計測器とサーモブロック、新しいゾンデなどの装置を用いるようになって以後のここ数年は、測定値に高い一貫性が得られるようになった。2007年の1月から7月までの測定結果254の平均値を見てみるとpH値が7.46、変動幅は7.40〜7.56である。7.56という値は、転移性子宮頸がんで非経口の鉄剤治療を受けていた患者のものであり、7.48〜7.50というpH値は、以前に塩基製剤を集中的に服用していた患者だけに見られた値である。

4.6.2　食事療法

1931年にがんの発生理論によってノーベル医学賞を受賞したオットー・ハインリヒ・ヴァールブルク(Otto Heinrich Warburg)の研究から75年以上経った今、ようやく彼の説は証明された。ヴァールブルクは、がん細胞は発生学上細胞呼吸が弱いため、このことを手がかりに正常細胞とがん細胞を区別できると仮定した。正常細胞は糖、タンパク質、脂肪の分解産物が燃焼する力を借りて活動しているが、がん細胞は生命の維持をグルコースの発酵過程に頼っている。この発酵過程は酸素と細胞呼吸に依存せず、分解産物として乳酸を放出する。

この事実は分子生物学の手法を用いて腸がん、膀胱がん患者で初めて証明された(Langbein et al.)。そこで指針となっているのは、コイが唱えた食事の転換である。すなわち、1日の炭水化物摂取量を70g以下に抑えると、健康な細胞はエネルギー供給源を他のものに転換していき、グルコースは細胞に対する最大のエネルギー源でなくなるのである。

がん細胞では、グルコース発酵に必要となるエネルギー獲得にTKTL1酵素(トランスケトラーゼ様酵素1)が主役を担っている。これによりがん細胞の自給自足が成り立ち、ミトコンドリアがなくてもエネルギーを作り出すことができる。その過程で大量の乳酸、主にL－乳酸が発生する。がん細胞は生き延びるため、その乳酸を外に運び出さなければならなくなる。すると、がん細胞やがん細胞群の周りに酸保護層ができてくる。この層は化学療法や放射線療法に対して抵抗力をもつよになる。やがてこの組織周辺のpH値は1～2まで低下する。細胞は溶けて個々のがん細胞が外に出て行き、リンパ系や血流に入り込むようになる。こうして転移が始まるのである。

すでに知られている乳がんの細胞特性HER2(ヒト上皮増殖因子受容体2)のように、腫瘍のTKTL1が強陽性である場合、その患者は食事から炭水化物と砂糖を排除することによって体の物質代謝全体を転換することを試みてもよい。TKTL1細胞のβ酸化(脂肪燃焼)がブロックされるため、この代謝の転換にTKTL1細胞は対応できない。ケトン体や脂肪、油を主体とする栄養ではこの腫瘍細胞は生き永らえることができないのである。これは将来に向けて、がん制圧の大きな展望を与えるものである。

この考え方は医学史の中にすでに古くからあった。ブロイス(Breuß)はそれに基づいた治療を提唱し、ヨハンナ・ブトヴィヒ(Johanna Budwig)はオイル・タンパク食事法を開発し、フリュダ(Fryda)は徹底した糖除去食とL-乳酸の投与で患者を治した。

さらに重要な研究がフィッシャー(Fischer)らによって行われた。測定の結果、腫瘍細胞の乳酸はTリンパ球の増殖とサイトカイン産生を95%まで抑制し、その細胞損傷能力を50%まで低下させるというのである。その上、腫瘍の周辺に多量の乳酸塩があると、白血球が自分の物質代謝産物を乳酸の形にして排泄することができなくなる。それは白血球の機能をさらに損なう結果をもたらす。そこで抑制物質を用いて乳酸産生を抑えると、T細胞を損なうような影響はみられなかった。

クラウスとヴォルフ(Kraus, Wolf)の研究では、腫瘍細胞が低酸素状態に陥って乳酸を作ると、微小環境のpH値が下がることを示した。すると無秩序に微小血管が作られて、酸性の代謝産物の搬出と中和が妨害されるというのである。

4.6.3 痛みの治療

注意 特にがん疾患においては、ミネラル補給をしてICBを高めることが非常に重要である。しばらく観察しているうちにICBが下がったなら、極めて危険な事態がさし迫っていると知るべきである。

この指摘を無視すれば、高用量の鎮痛薬を組み合わせて投与するほか対処しようのないようながん性疼痛を招く結果となる。生活の質を極端に低下させるばかりか、命の時間も縮めてしまうことになるのである。

この点について解説しよう。pH値がアルカリ性を示すのは、下がったICBに対して逆調整が継続的に起こっているためとみることができる。このように一対の相反する作用は他でもみられる。前提となるのは、生体が自由に使える緩衝物質を持っていることである。pH値もアシドーシスの域にまで下がってしまうと危険である。患者がたいへん重篤な段階に陥るからである。すなわち、酸の排泄も代償も不可能になり、アシドーシスによる死に至る。最期は通常激しい痛みを伴う。

酸の問題はがん患者にとって重大である。早期に酸を排出し塩基を補うことは、がん患者の治療に有効である（115ページ参照）。酸排出がそれ以上できなくなったときでも、この単純な生化学的治療にできることはある。それは穏やかな最期に導けることである。

多くの症例の代表として、一人の患者の例を次に挙げる。

症　例

〈女性（59歳）・企業家〉　肺がん。3年前に左下葉切除。中分化腺がん。頭蓋骨の数か所に転移。臥床中。頭痛の悪化。

治療：ミネラルと重炭酸ナトリウム8.4%のNaCl溶液100mℓを在宅で注入。

酸塩基平衡値の測定結果

治療開始時：pHB 7.50, BB 41, PLB 22, ICB 19, BE －6

3か月後：pHB 7.65, BB 50, PLB 23, ICB 27, BE －5

4か月後：pHB 7.60, BB 49, PLB 28, ICB 22, BE －1

患者にやや嚥下困難がみられたこともあり、注入法が選択された。この注入治療により患者の痛みは大幅に緩和され、時々「ふつうの痛み止め」を使えばすむ程度にまで改善した。注入治療はその後も続けられたが、がん悪液質の進行は抑えられなかった。しかし、これ以降、鎮痛薬は投与せずにすみ、患者は、最後の測定から3日後にごく穏やかに最期を迎えた。

がん患者に特別な治療を勧める必要はない。この場合もやはり重要になるのは、総合的な治療計画に、時機を逸しないよう酸塩基平衡の補正を組み込むことである。そうすれば、治療の努力があらゆる点でますます効果を現すだろう。徹底した塩基とミネラルの投与の必要性が治療中に初めて判明するようなケースもあるかもしれない。

4.6.4　塩基注入療法

1985年に私が最初に紹介した塩基注入法（重炭酸ナトリウム注入　最高濃度2%、117ページ参照）は、それ以後、生物学を立脚点とする多くのがん臨床医の標準治療となった。当初はマイヤー療法の補助療法としか考えていなかったこの注入法は、酸性化した基質を再生し、腫瘍組織の酸保護膜を溶かす可能性をもつものである。化学療法はより効果が上がり、総じて効くようになる。プロカイン（局）（100mg～最大300mgまで）の追加は、基質に入り込む毛細血管を広げ、塩基作用を強める。

症　例

〈女性（65歳）・主婦〉　4年前に両乳房切除。化学療法と放射線療法を受ける。早期に骨・胃へ転移。

治療：塩基剤注入。

酸塩基平衡値の測定結果

治療開始時： pHB 7.44, BB 41, PLB 25, ICB 16

6週間後： pHB 7.47, BB 42, PLB 22, ICB 20

塩基剤注入直後に患者が「ずっと楽に呼吸できるようになった」ともらしたことは注目に値する。

次もまた考えさせられる例である。

症　例

〈女性(67歳)・農婦〉　肝臓、肺転移を認める膵頭部腺がん。ステージIV。

治療：塩基剤注入2回（2%の重炭酸ナトリウム溶液500mℓ）。

酸塩基平衡値の測定結果

治療開始時： pHB 7.53, BB 37, PLB 22, ICB 15, 新ICB 76

患者は死亡する2か月前に受診し、2回の塩基剤注入を受けた。そして、物が前よりずっとはっきり見えるようになったと言った。この患者はpH値がアルカリ性域に入っており、ゼーガーのがんに関する記述の典型を示している。また、ICBは明らかに低下しているが、新ICB値はこの典型的な病態を反映していない。なぜなら、この値はヘマトクリットと相関し、この患者のヘモグロビン値が9.2g/dℓと低い値を示していたからである。

重炭酸ナトリウムであれL-(+)-乳酸であれ、肝臓で塩基に代謝される塩基剤を注入すればICBは上昇し、がん患者にみられる塩基性の血液pH値は、再び正常域に向かっていくであろう。

4.6.5　がんと地中からの放射線

他にも障害帯や地中からの放射線の問題、それに地下水脈の影響も取り上げておくべきだろう。これらは電気的なものとして人に障害を与える。心電図を皮膚の上から取ることができるのも理由があるわけである。地下水脈は平衡状態を負の方向に向かわせる作用をもっている。仮に体が酸過多になる、つまり負に帯電すると、この作用がはっきりと自覚できるようになり、体からより多くのエネルギーが奪われていく。体の酸塩基平衡が保たれていれば、水脈が大きな負の作用をもたらすことはないであろう。その理由から、特に夜に塩基剤を調合して摂るか、既成の調剤を服用することが勧められる。このことは翌朝、明らかに溌溂として元気を回復したと実感した者なら、だれもが自分のこととして理解できる。

4.7 腎不全

腎臓の酸塩基平衡における重要な働きは先に述べた（24ページ参照）。腎臓の排泄機能がアシドーシスの悪化に伴ってどんどん弱まっていくという事実はぜひ強調しておきたい。その例として、クエン酸カルシウムとクエン酸マグネシウムの調剤を投与しただけで脚の浮腫が引いたという女性患者を挙げることができる。その検査資料を見ると、pHBが7.35を下回ったことはほとんどないことがわかった。

また、中毒性糸球体腎炎により一時的に透析を受けた患者において、7.26というpHB値が測定された。この患者は、その後改めて透析治療を受けざるを得なくなった。

次の症例は、透析開始前の酸塩基状態を示したものである。

症　例

〈女性(34歳)・農業〉　数年にわたって膿胞性腎盂炎を繰り返す。尿pH値は常に5〜6(4も1回計測された)。現在も全般的に悪化が進む。クレアチニンが7mg/*dℓ*に上昇。

治療：8.4%の重炭酸ナトリウムを計150*mℓ*注入。

酸塩基平衡値の測定結果

治療開始時：pHB 7.47, BB 35, PLB 20, ICB 15, BE −8

2週間後：　pHB 7.53, BB 34, PLB 20, ICB 15, BE −9

緩衝液量が比較的小さかったため、測定値に効果が現れず、萎縮腎への悪化をくい止めることができなかった。慢性腎疾患患者に、酸塩基平衡の治療を時機を逃さず取り入れることがいかに重要かがこの症例からわかる。

症　例

〈女性(47歳)・主婦〉　2年前に腎臓移植を受ける。

治療：塩基ミネラル錠剤、ミネラル錠剤、骨粗鬆症治療のためにCalcium fluoratum D12

酸塩基平衡値の測定結果と他の検査結果

治療開始時：pHB 7.44, BB 35, PLB 19, ICB 16, BE −9
ヘモグロビン12.0g/*dℓ*,クレアチニン2.1mg/*dℓ*

18か月後：pHB 7.36, BB 37, PLB 20, ICB 17, BE −8
ヘモグロビン12.0g/*dℓ*,クレアチニン1.5mg/*dℓ*

27か月後：pHB 7.40, BB 41, PLB 19, ICB 22, BE −9
ヘモグロビン12.5g/*dℓ*,クレアチニン1.6mg/*dℓ*

治療後、患者の脊椎の痛みは消失した。急激な変化をできるだけ回避するため、塩基投与は慎重に行われた。患者は順調な回復を自覚し、通常の管理検査でも全般に満足のいく状態が続いた。

本例ではクレアチニンが低値で安定していたため、患者の自覚症状も自ずと改善した。決定的なのは、ICBが正常域にまで上昇したことである。この結果からわかるように、このような患者群でも、酸塩基状態に注意することが大きな効果を生むのである。

3つ目は、適切な時期の酸塩基平衡の治療で、慢性腎不全が何年も安定状態を保っている例である。

症　例

〈女性(70歳)・主婦〉　3年前に右萎縮腎の診断。左腎も機能低下。病院の検査ではBEが-12.1、尿pH値は5から変わらず、クレアチニンは診断時5.6mg/dℓ、退院時3.6mg/dℓ。

治療：6週間余りの間に、非経口的塩基剤注入の研究の枠内で、8.4%重炭酸ナトリウムのNaCl溶液を計1200mℓ注入。その後重炭酸ナトリウム錠剤、食事指導。

酸塩基平衡値の測定結果

経口治療開始時：pHB 7.56, BB 42, PLB 24, ICB 18, BE －5

4か月後：　pHB 7.58, BB 34, PLB 20, ICB 14, BE －8

4年後：　pHB 7.48, BB 42, PLB 20, ICB 22, BE －8

アロプリノール(局)を投与したにもかかわらず、尿酸は常に7.1～6.3mg/dℓという高値を示していたが、注入療法を開始して以降3.5mg/dℓに下がった。尿pH値は7になった。最後の注入後、患者は全身のむずがゆさを訴え、急性の腎負荷を示す脚の浮腫が認められた。しかし翌日には脚のむくみは引き、体調は著しく改善した。

重炭酸ナトリウム錠剤の経口治療を開始した直後、患者から抜け毛が止まったとの報告があった。それまでこの患者が抜け毛について触れることはなかった。もちろん酸塩基平衡の観点から、再三にわたる医師の食事指導は行われていた。4か月後にICB値が異常に下がったが、これは一時的な発熱性感染症によるものである。

もう一つ例を紹介しよう。腎臓移植を受けたある患者は、ミュンヘン・ルートヴィヒ・マクシミリアン大学付属病院を退院後、必要な抑制剤の他に「炭酸水素ナトリウム1g×3回」を処方された。私は長年、定期的にこの患者の酸塩基状態をイョルゲンセン法で測定し経過をみている。血液緩衝がある程度良い値を示すときが、彼の体調の最も良いときである。

フラセットらは、腎臓からの酸排泄能力が年齢の上昇とともに低下することをつきとめた(Frassetto, Todd, Morris, Sebastian)。それゆえ、高タンパク食を摂り続ければ、高齢者に潜在性アシドーシスが増えてくる。その結果、酸塩基平衡全般にさまざまな影響が出かねない。

食塩の摂りすぎが再三再四警告されるのは、血圧の上昇を引き起こす原因にもなり得るからである。しかし、このことについては、すでに以前から全く対立する説を唱える研究もある(Luft et al., Sharma et al.)。

4.8 皮膚疾患

アレルギーも今日しばしばみられるようになった。花粉症やアレルギー性結膜炎、ぜんそく、アトピー性皮膚炎などには、遺伝的な素質の他、数多くの外的要因が関わっている。

次に挙げる要素は、アレルギーになる知覚過敏を助長するものである。

- 受動喫煙

- 空気中の有害物質
- 感染
- アレルゲンに曝露する機会の増加
- アレルギーを起こす可能性をもつ多くの物質の複合作用
- 十分に分解されていない食物の腸壁透過

最後の事項は、皮膚疾患の観察に際してホリスティックな視点から重要である。つまり、どの腸の系統が全く正常であるか、どの系統が未だに感染症と無縁であるか、あるいは、まだ抗生物質によるダメージを受けたことがない細菌叢はどれかを示すからである。

私の経験では、局所治療だけで皮膚疾患が治癒することはごくまれである。腸、免疫システム、ミネラル平衡、そしてもちろん酸塩基平衡をも考慮した治療によって初めて、持続的な効果が現れる。「皮膚は内臓の鏡である」という医学上の箴言はなお生きているのである。皮膚はしばしばヒトの「第三の腎臓」と呼ばれる。腎臓系の機能が落ちかけたり、明らかに落ちてしまったとき、体は排泄すべき物質を外に出すため応急処置の手段を探し求める。このときしばしば体臭が発生するのでそれと判断できる。「体のごみ捨て場」としての皮膚組織は、ここで大きな意味をもつことになる(Pischinger, Heine)。トレーニングによって汗をかかないようにするという制汗科を置く皮膚科病院があるが、そこでは、腸を通して徹底的な排泄を行うことが有効であろう。

ある自動車運転手の場合、重炭酸塩の注入250mℓを行った後、両手と両前腕から慢性湿疹が消え、2か月の間再発しなかった。この患者は慢性胃潰瘍も患っていたが、その治療に必要となったのはカモミール滴薬のみである。

4.8.1　乾　癬

症　例

〈女性(25歳)・店員〉　両手・両肘・両足に尋常性乾癬。前腕と顔に膿疱性発疹。臨床検査で肝臓と胆嚢の負荷がわかる。便秘。

治療:塩基散薬、ミネラル錠剤、胆嚢・腸経由の排出、食事改善。

酸塩基平衡値の測定結果

経口治療開始時:pHB 7.45, BB 40, PLB 22, ICB 18, BE −6

5週間後:　pHB 7.48, BB 42, PLB 21, ICB 21, BE −7

治療中に乾癬の患部は明らかに良くなった。発疹も完全に消失した。病気のために暗くなっていた患者の気持ちは、治癒とともに明るさをとり戻した。

4.8.2　神経皮膚炎

5.1.2の項で、塩基ゲルまたは塩基軟膏を外用治療薬として紹介している(110ページ参照)。神経皮膚炎に罹った幼い女の子の場合、一度の治療で皮膚が滑らかになり、赤みも薄らいだ。ところが、母親に対しても、子どもに十分な水分を与えるよう指導しなければならなかった。なぜなら、聞き取りをした結果、水分が足りないとまた症状が戻ってしまうことがわかったからである。そこで再びこの言葉をもって結びとしよう。「皮膚は第三の腎臓である」。

症　例

〈女性(30歳)〉　6か月になる神経皮膚炎の男児(第二子)を連れて来院。授乳中。自身もアレルギーをもつ。

治療：塩基ミネラル塩類。

酸塩基平衡値の測定結果

治療開始時：pHB 7.49, BB 40, PLB 23, ICB 17, 新ICB 69
2か月後：　pHB 7.41, BB 45, PLB 31, ICB 14, 新ICB 67
4か月後：　pHB 7.36, BB 45, PLB 25, ICB 20, 新ICB 81

この女性はほぼ3年後に、第三子(3か月、軽い神経皮膚炎)を伴い再び来院した。

酸塩基平衡値の測定結果

治療開始時：pHB 7.49, BB 42, PLB 24, ICB 18, 新ICB 71
4週間後：　pHB 7.45, BB 40, PLB 24, ICB 16, 新ICB 66

母親は授乳中で、最初の治療時にこう言った。「私のお小水が酸性に戻ると、息子の皮膚病も悪化するのです」。

第三子とともに2度目の治療を行った時にも、母親の塩基緩衝能の低下に伴い、子どもの皮膚の状態は悪化していた。母親はこのときも授乳をしていたので、直ちに塩基緩衝を補充するために、塩基剤注入を行った。

私の経験からすれば、これは酸塩基に関する現象全般において特筆すべきできごとである。母親にとって、これ以上にわかりやすい生化学的当量の表現はなかっただろう。

4.8.3　セルライトの治療

実践的な例として、次のようなセルライトの治療が挙げられる。

セルライトの治療法

- 酸の除去
  塩基ミネラル塩の調剤を用量どおりに摂り、さらに夜に300mgのマグネシウムを摂る。
- アルカリバス＝酸の除去浴
  週に2回、約100gの重炭酸ナトリウムを溶かした湯に1時間ほど入る。
- 食　事
  砂糖と動物性タンパク質を減らすか全く排除する。
  ジャガイモを食べる日、果物を食べる日、絶食の日をつくる。

4.9　神経・精神疾患

オーストリアの精神病学者で1927年にノーベル賞を受けたユリウス・リッター・フォン・ヴァークナー・ヤウレック（Julius Ritter von Wagner-Jauregg　1857-1940）は、マラリアの病原体を接種し、治療熱を起こさせることによって麻痺の治療を行った。さらに精神病患者においても、下剤の作用の利点を病気の進行や予防に生かす試みを系統立てて行った。その研究を通じて彼は、適量の甘汞（かんこう＝カロメル）を適切なタイミングで投与することにより、相当数の精神病患者が入院を免れられるのではないかと考えるようになった。そして事実、適切な甘汞の投与により、重い精神病患者を短期間で退院させることを可能にしたという（Mayr）。

マイヤーは、著書『致命的な問題』の中で、典型的なうつ病について書いている。患者は45歳の女性である。もともと気分がふさぎがちであったが、夫の死後さらにうつ状態が悪化した。マイヤーは、彼女の消化器官が手に負えない状態になっていることをつきとめた。その後数週間の治療を経て、患者は前向きな気持ちを取り戻し、東洋へ旅行するまでに回復した。

この例は、今の時代でも多くの患者にあてはまる。典型的な向精神薬治療で精神病が必ず治るとは限らないし、治癒までに非常に長い期間を要することもある。フリーベル・レーリンクとホフマン（Friebel-Röhring, Hoffmann）、そしてプファイファーとブルガーシュタイン（Pfeiffer, Burgerstein）はこれと異なる治療方法を紹介している。原因治療のためとはいえ、体内浄化をすることは、本人を説得するために周囲の人もたいへんな労力を必要とするからである。

4.9.1　精神疾患

症　例

〈男性（27歳）・植木職人〉　双生児。出生前の呼吸不全。入院、通院での精神疾患治療も効なし。体液病理学的基準により全身の酸性症と診断。刺すような目。くすんだ灰色の皮膚。正常な反応がない。マイヤー法では「ガスと便の滞留した硬い腹」と診断。

治療：瀉血、含塩溶液を用いた腸内洗浄、電解質補給、アルカリ薬剤。後に結腸の水治療法。これらにより、時間は要したが、治療は成功した。

酸塩基平衡値の測定結果と他の検査結果

治療開始時：pHB 7.60, BB 45, PLB 24, ICB 21, BE －4
ヘマトクリット60%, ヘモグロビン20g/$d\ell$

この例は、幼少期の脳障害による慢性精神疾患に対する古典的な治療法が限界に達したことを示している。洗浄と自然の代替物によって内部から治療することで、一定程度まで回復が可能となった。重要な点は、ヘマトクリットとヘモグロビンが病理学的に高値を示した治療開始時の酸塩基平衡値をどう解釈するかである。この場合には、ヘモグロビン緩衝系を経由する典型的な潜在性重度アシドーシスの存在があったのである。

4.9.2 抑うつ性障害

次の例は私にとって特につらいものである。ふり返ってみれば、患者が細胞内アシドーシスから抜け出せないままだったということは明らかだからである。患者が自殺未遂を繰り返し、結局自死という方法でしか救われなかったという事情が、つらさを増幅させる。

症　例

〈女性(40歳)・主婦〉　慢性抑うつ状態。数か月間にわたり膀胱炎。

治療：塩基調剤、電解質補給、ホールフードによる食事

酸塩基平衡値の測定結果

治療開始時：pHB 7.50, BB 38, PLB 21, ICB 17, BE −7

2か月後：　pHB 7.52, BB 38, PLB 21, ICB 17, BE −7

4か月後：　pHB 7.70, BB 45, PLB 25, ICB 20, BE −3

10か月後：　pHB 7.50, BB 42, PLB 23, ICB 19, BE −5

いうまでもなく、この例では、酸塩基状態の他に遺伝性の負荷も考慮するべきである。しかし本例は、塩基と電解質の補給が補正に効果を発揮する可能性を示している。

多くの患者は精神疾患の他に肉体的疾患ももっている。本当の意味での精神と肉体の問題である。それは絶え間なく続く心臓の圧迫感や動悸であることもあれば、若年期からの胃の不調、あるいは腎臓・胆嚢結石であることもある。これらの病気は、慢性のアシドーシスか、少なくとも重い局所アシドーシスが原因となっている。

ある女性患者の例では、酸塩基平衡の観点から塩基散薬、ミネラル補給、食事改善による治療を行った結果、次の症状が消失した。

- 抑うつ性疲労症候群
- 慢性の不整脈
- 不眠

症　例

〈女性(50歳)・会社員〉　「数週間前から極度の疲労感。全身の熱感」。オトギリソウの調剤を服用。

治療：塩基ミネラル、特にカリウムの規則正しい服用。

酸塩基平衡値の測定結果と他の検査結果

治療開始時：pHB 7.48, BB 41, PLB 26, ICB 15, 新ICB 60,カリウム3.6mmol/ℓ

12か月後：　pHB 7.45, BB 43, PLB 27, ICB 16, 新ICB 63,カリウム3.9mmol/ℓ

患者は塩基ミネラルとともにオトギリソウ調剤も服用していたが、精神状態は安定して非常に良好だった。体に現れていた不快な感覚も完全に治まった。

表10　生体内での酸・塩基産生に影響を与える可能性がある要素

酸産生要素	塩基産生要素
攻撃性	寛容
ストレス	安静、瞑想
欲求不満	人生を楽しむ
過酷	楽しみ
敵意	好意
狭量	寛大
虚偽	真実
過度	謙遜
欲望	調和
暗闇	明かり
電磁スモッグ・地中放射	自然事象

もちろん患者の中には精神的変化をきたす者もいる。それが抑うつ性変調として現れたり、神経過敏の悪化でヒステリーとして出ることがあると、患者は酸塩基平衡の治療を受けたがらないか、もしくはその時点で治療に理解を示すことがない。これはかえすがえすも残念である。精神面での酸の滞留から抜け出すことができて喜んでいる患者はたくさんいるのである。

臨床検査では、結果が正常でも、しばしば甲状腺機能障害が疑われる場合がある。女性患者ではさまざまなケースがあり、BEがマイナスであるほかに明らかに細胞内アシドーシスがあることもある。

4.9.3　交感神経緊張症

診断に窮した末につけられる病名、自律神経失調症も酸過多の考えから説明できる。酸・塩基の平衡が酸過多方向へ変位すると、自律神経系の平衡も、交感神経の過剰作用という形（交感神経緊張症）で必ず変位する。このことを考えてみれば、酸排出治療の有効性がわかるであろう。

交感神経緊張症の病像（Sanum 1988）

- 循環障害と低血圧を伴う動脈の痙縮性狭窄
- 高血糖症の傾向と糖尿病性代謝調整障害。非糖尿病患者とみられる人にも起こる
- 原因不明の心頻脈を伴う甲状腺機能の亢進傾向
- 虫歯
- 歯周病
- 骨粗鬆症
- リンパ系の抵抗力低下

- 炎症の再発
- 易痙攣
- 偏頭痛発作
- 筋緊張性頭痛

神経疾患・情緒疾患の原因治療は、状況に応じてまず酸の排出、酸の調整、それに集中的なミネラル物質の補給から開始すべきである。ただ、軽い精神治療薬を「松葉杖」の意味で一定期間投与する必要が生じるケースも、わずかではあるが、出てくるだろう。

否定的な考えは酸性化を促し、肯定的な考えが塩基性に調整することも知られている。従って気持ちを明るく保つことも大切である。患者がその相関関係を理解するなら、自ら大きな力を発揮することができるだろう。

4.10 妊娠障害

妊娠障害の主なものは、嘔吐や悪阻(つわり)である。通常は吐き気止めを処方したり、妊婦に過度の安静を強いたり、特定の食物を避けるような食事プランを示すことになる。

診察をする中で、私はこの症状に悩む妊婦に何度も酸塩基平衡障害を見いだした。その障害にはBBとPLBの低下だけでなく、細胞内アシドーシスの発現も含まれる。

表11は、何人もの患者の妊娠中の検査値を示している。15人の初期測定値は、11人(73%)にICBの低下がみられ、それにより著しいミネラルの欠乏が起こっている。

表11 妊娠時の測定結果

患者名	pHB	BB	PLB	ICB	BE
A.I.	7.59	38	19	19	−9
B.P.	7.50	40	22	18	−6
G.I.	7.51	40	21	20	−8
G.A.	7.68	38	20	19	−9
H.M.1回目	7.50	42	24	18	−4
4か月後	7.45	41	21	20	−7
H.C.	7.44	39	21	19	−8
H.A.	7.42	44	21	23	−7
K.M	7.51	40	22	18	−6
K.R.	7.60	40	21	19	−8
N.A.	7.45	38	22	16	−6

P.E.	7.46	34	19	15	−9
S.H.	7.60	41	21	21	−8
S.E.	7.45	35	20	16	−9
S.R.	7.43	40	18	22	−10
W.K.	7.50	42	22	22	−8

患者H.M.は悪阻に悩んでいたが、塩基注入（NaCl 0.9%の溶媒液と、追加的に8.4%重炭酸ナトリウム100mℓ）により驚くほど症状が改善した。4か月後に再度塩基注入が必要になったが、妊娠の経過は順調で、出産も正常だった。

妊婦の一部には呼吸性アルカローシスが発現することがある。表11でわかるように、pH値が7.50を上回っている。この場合はBEが必ずマイナスを示し、たいてい細胞内アシドーシスが存在する。

4.10.1　ミネラルの欠乏

俗に「子を一人身ごもるごとに歯を一本失う」と言う。全くその言葉どおりではないにしても、胎児が健康に発育するために必要なカルシウム量は、おおよそ歯一本分に相当する。そこで、妊娠中に十分なミネラルを補給する（105ページ参照）ことが非常に重要になる。それは妊婦のミネラル欠乏を防ぐだけでなく、新生児や思春期の子どもの皮膚病やアレルギー性機能不全など、ミネラル欠乏症候群と思われる病気をも予防的に回避することにつながるのである。もちろんそれに加えて遺伝的要素が影響するのは言うまでもない。病歴にしばしば「虚弱体質」と記されるのは、胎児性ミネラル欠乏の現れである。

4.10.2　膣（ちつ）の酸度測定

エリッヒ・ザーリンク教授が第14回ドイツ周産期医療会議において、適切な時期に膣pH値を測定することで早産を防げると確認したことは興味深い（Dudenhausen, Saling）。pH値が4.5を越えると、図らざる早期の妊娠終了の主要な原因である上行性感染が起こりやすくなる。この測定のためには簡便な計測ゾンデが使われ、このゾンデで酸塩基平衡を確かめられる。

4.11　小児疾患

子どももすでに深刻な酸性症に陥っている事実を示すため、この病態について独立した章を設けた。根底にある機序は、基本的に大人にも当てはまるものである。

4.11.1 炎症の進行

症 例

〈女児(6歳)〉 2歳で気管支炎に罹患。その後解毒不全のため、初めに左膝の関節炎を発症、後に初期の慢性多発性関節炎に移行。

治療：塩基散薬、食事方法の管理。Colibiogen®。必要に応じてジクロフェナク。

酸塩基平衡値の測定結果

治療開始時： pHB 7.44, BB 42, PLB 22, ICB 20, BE −6

6週間後： pHB 7.44, BB 39, PLB 21, ICB 18, BE −7

初めの測定時には膝に軽度の慢性腫脹がみられたが、痛みはなかった。この腫脹は、さまざまな治療薬の投与にもかかわらず悪化し、治まることがなかった。穿刺法を行った後ようやく改善した。炎症の悪化がPBとICBの低下に表れている。

この症例は、炎症の過程が必ず酸性の物質代謝過程と相伴って進行するという一般的な経験を裏づけるものである。すなわち、局所的な治療をするだけでなく、ホリスティックな視点から酸塩基平衡を治療に取り入れなければならない。

4.11.2 胃腸疾患

11歳の男児がだいぶ前から再発性の腹痛を訴えていた。虫垂切除後も改善がみられなかった。マイヤー法では、慢性全腸炎の徴候である小児性のガスと便の滞留と判断された。ほとんど同一のケースについて、マイヤーはすでに1920年に「太鼓腹は血中の酸の発生源」と指摘し、次のように説明している。

「腹が大きいのは脂肪が詰まっているからではない。果物、野菜、粉やミルクの料理のように、発酵を起こす食べ物を摂りすぎるせいなのだ」。

ある少女は、マイヤー法で、胆嚢と大腸の負荷を伴う硬化性の炎症性小腸憩室であると診断された。酸塩基平衡の計測では血液と血漿の緩衝能の低下を示し、細胞内アシドーシスが明らかになった。

13歳の男子は、以前から重度の舌の酸性化が見られ、手のひび割れと多汗症があった。検査結果ではしかし、急性アシドーシスを直接示すような値は認められなかった。この男子は、6か月の乳児期にすでに舌の酸性化がみられた。これは、胎児期から受け継いだものと考えざるを得ない。なぜなら、母親が妊娠中に著しい酸の障害を受けていたからである。

4.11.3 神経皮膚炎と気管支ぜんそく

「交替性の疾患」である神経皮膚炎と気管支ぜんそくは、しばしば相前後して起きる。検査を行うと、血液と血漿の緩衝能の低下と細胞内アシドーシスというほぼ同じ結果が得られる。適切な塩基補充治療を行えば、それまで治療が有効でなかった病像も、たいていは短時間のうちに良くなる。

4.11.4　不整脈

症　例

〈女児(13歳)〉　乳児期に大血管置換のため心臓手術。現在、持続的な不整脈を伴う洞不全症候群。しばしば入院し、麻酔下での電気ショック治療。

治療：塩基ミネラル錠剤。

酸塩基平衡とその他の検査結果

治療開始時：pHB 7.37, BB 39, PLB 21, ICB 18, BE －7
血沈12/26, Hb 14.5g/$d\ell$, 白血球11500, Quick(プロトロンビンテスト) 38%
γ-GTP 30U/L, GOT 18 U/L, GPT 14 U/L

5週間後：pHB 7.45, BB 43, PLB 21, ICB 22, BE －7

この女児は両脚に多発性血腫形成がみられ、偶然私が診察することになった。治療の結果、BBとICBの改善がみられた。その後の経過観察でも不整脈は発現しなかった。食事については、それまで好んで食べていた焼き菓子と甘いものを禁止した。

4.11.5　おむつかぶれ

乳幼児のおむつかぶれも酸過多が原因となる。酸の強い便とその結果起こる炎症で診断をつけることができる。Basica®の投与か重炭酸塩を用いた軽い浣腸が、軟膏を塗り続けるより早く効果をもたらす。

4.11.6　発　熱

子どもが発熱したときも、酸排出の観点からできるだけ速やかに原因を取り除けば、迅速かつ持続的な措置を施すことができるようになる。

子どもが発熱を伴う疾患にかかったときに推奨される処置

- 腸浄化のため、マイヤー法のパサージェソルトを飲む
- 塩基による浣腸を行う
- 薄めた野菜ジュースか塩基性スープを飲む
- カミツレ、ウイキョウなどのハーブティーを飲む
- Basica®を服用する
- 体力強化のため、ジャガイモや野菜を食べる
- 甘い炭酸飲料を厳禁する

4.11.7　嘔　吐

お祝い事で酸性の料理(ソーセージ、アイスクリーム、炭酸飲料、チョコレート)をたくさん摂った後に起こる子どもの嘔吐は、できるだけ早く大量の酸を排出するための体の非常弁である。

4.11.8　多　動

最近いろいろな病名（多動症候群・微細脳機能障害・注意欠陥障害・学習障害・行動障害）で呼ばれるようになった子どもの多動もまた、多くは一般的な酸過多に起因するものである。これらの子どもの脳には、いろいろな原因による何らかの機能不全があるらしい。しかし、私の経験から言えば、唯一のリリーサーとなるのは酸過多である。その主な原因は、腸で起こる腸内細菌の共生バランスの崩れや炎症と考えられる。この考えは、ハラーマン（Hallermann）がその論文『当世の"落ち着きのない子"』の中で主張していることでもある。子どもの酸過多の状態を治し、マイヤー法による腸の原因治療を行えば、速やかに改善を見ることができる。

4.12　血流障害

予診の結果、末梢血流障害が起こっているときには、たいてい重大な代謝性アシドーシスがあることがわかる。それに加えて、ほとんどのケースでケトアシドーシスを併発した糖尿病も発現している。

症　例

〈男性(76歳)・年金生活者〉　糖尿病。5年前に糖尿病性血管障害により右下腿切断。腎不全第1期、高尿酸血症。脂肪肝。左脚に重度の血管障害。

治療：塩基錠剤、アロプリノール（局）、ホメオパシーによる腎臓刺激。

酸塩基平衡とその他の検査結果

治療開始時：ほぼ恒常的な細胞内アシドーシス（ICBが15まで落ちる）
高尿酸血症6～10mg/$d\ell$、クレアチニン1.5～2mg/$d\ell$、
尿素100～150mg/$d\ell$

治療の開始にあたっては、数種類のオゾン・酸素療法（大量自家血液療法、オゾンガス療法）が採り入れられた。4週間のうちに左脚の痛みは消え、顕著な改善をみた。1か月後に足の第2指を切断、その後基節骨も切断したが、2か月後には脚はピンク色になり、治癒に至った。患者はその後数年にわたり痛みから解放され、自ら進んで新しい義肢を使うようになった。

血流障害は病理生理学的意味の酸過多状態であるというヴェントとケルンの説を出発点として、私はおおむね良好な結果を得た例に基づき、緩衝のために重炭酸ナトリウムを直接部位に投与する試みを行った。すなわち動脈に注入したのである（118ページ参照）。これまでにたいへん良い結果が出た例もあり、ほどほどの結果に終わった例もあった。振り返れば、「ほどほどの」結果に終わったケースは、投与量を抑えたことがその原因である。

次の一例は、新しい技術の有効性をよく表している。

症　例

〈男性(77歳)・年金生活者・元鉱山労働者〉　両脚に重度の動脈血流障害。両足に灰色のチアノーゼ。末梢部の脈は触れない。通常の治療で改善が望めないため、

同僚医師から紹介される。

治療：1%プロカイン(局)4mlと8.4%重炭酸ナトリウム5mlの注入。その後、「予防と治療のためのオゾン利用医療者協会」の基準に沿ってオゾンと酸素の混合ガスを追加。

1%プロカイン4mlと8.4%重炭酸ナトリウム5mlによる初回の注入治療が終わった後、すでに足のほぼ全体がピンク色に変わり、痛みも明らかに軽減した。その後の注入時には、「予防と治療のためのオゾン利用医療者協会」の基準に従って、オゾンと酸素の混合ガス治療を追加した。その結果、患者の痛みは消失し、皮膚の色も良く、萎縮していた足指の爪の新生がみられた。再び1kmほどの道のりをゆっくり歩くことができるまでに回復した。

下腿部の慢性静脈うっ血症候群を治療した際、注入治療中からすでに皮膚の細かいしわが認められた。これはうっ血が引いたことを示すものである。その次の治療時には、脚は目立って細くなり、色も明るくなった。

卒中発作の後、片足の褥瘡が重くなったケースでは、足の切断が真剣に検討された。それまでの局所治療では効果がなかったためである。重炭酸ナトリウムの注入治療を行った結果、両足にあった褥瘡がみるみる小さくなり、全治してしまった。この例は私自身も全く予想していなかったものであり、その治療効果は驚くべきものであった。この例により、痛みを伴う血流障害と浮腫のある部位には局所アシドーシスが起こっているというヴェントとケルンの説は正しいことが証明された。

私は近年これらの経験に基づいて患者を治療している。ここに紹介した例は、その多くの患者を代表するものである。

4.13 スポーツ医学

1985年、ある新聞記事は、ドイツのナショナルサッカーチームが再び強豪の仲間入りを果たしたと伝えた。そこでは新しいトレーニング法が採り入れられたという。それは、乳酸をコントロールするトレーニングである。

1987年4月10日、ビルギット・ドレッセルというスポーツ選手が亡くなった。その死について責任論が噴出し、原因はスポーツ医学にあったのか、それとも一般医学にあったのかという大きな議論が起こった。当時は身体虚脱を引き起こした鎮痛作用のある薬の投与が問題にされた。

サッカーの試合を見ていると、高給を得ているわりには、選手によってずいぶん活躍の度合いが違うことに気づく。プロのスポーツ選手なのだからトレーニングが足りないせいではあるまい。能力が発揮できない原因の多くは、その前に行われた試合の後、体力の補給が追いつかないことにある。嫌気性解糖作用により乳酸が産生されると、スポーツ選手の能力は限界に達することが知られている。乳酸塩緩衝能を高めるための基本は、もちろんトレーニングをしっかり行うことであり、それに加えて組織や血液中の塩基緩衝を十分高めることである。塩基緩衝は生理学的には塩基調剤によって補正できるものである。それと並んで、基本的に重要なことはバランスの取れた食事である。ブンデスリーガのチームトレーナーが選手に「終日のお世話」――それには栄養を考えた昼食の提供も含む――をすることにも相応の理由がある。トレーナーは選手の妻の料理を信頼していないのである。

4.13.1 運動能力

ツィーグラー（Ziegler）によれば、好気的な筋肉運動能力を高め、スポーツに好結果をもたらす基本条件は次のとおりである。

- 細胞のエネルギー貯蔵庫（グリコーゲン、トリグリセリド）が大きくなること
- 筋肉細胞の増加・毛細血管生成が改善され、それに伴って高まった結合能力と輸送能力により、活動している筋細胞への酸素供給が増えること
- ミトコンドリアの数が増え、その活動能力が高まること
- 血液中の高い緩衝能に加えて、乳酸の再代謝とその排泄が速やかに行われること

特に最後の点はスポーツで体を酷使する場合には決定的である。炭水化物と脂肪酸の好気的酸化によって作られた二酸化炭素は、筋肉組織を出て赤血球に達し、そこで炭酸脱水素酵素により炭酸に代謝される。酸素が欠乏するとすぐさま、エネルギー産生が少ない嫌気的解糖が起きて乳酸が生じる。乳酸は炭酸よりも強い酸であるから、体が持つ予備緩衝能に相当大きな負荷を与える。その結果、発生したプロトンはナトリウムとの交換によって受動的に細胞外に押しやられる。細胞内に起きたナトリウム過剰状態は、浮腫を防止するため、能動的でエネルギーを消費する輸送によって補正される必要がある。血中乳酸値が高いときは、必ず重炭酸ナトリウムの濃度は低くなるのである（Diefenbach）。

細胞浮腫と細胞内アシドーシスがあると細胞の働きが弱まる。それは、ATP合成に必要なリン酸塩とATPおよびADPが、pH値の低いときにプロトンを受け入れ、プロトン化した形で、リン酸化に拮抗的な抑制物質として働くからである。それに加えて、タンパク質の荷電状態の変化は構造タンパク質の機能を損なってしまう。従って末梢性疲労（＝酸過多）を起こした筋肉では、働きが低下するだけでなく、微細な傷（マイクロトラウマ）を生じる危険が増すことになる。

4.13.2 運動能力の向上

以上の理由から、身体能力向上のために緩衝能を高める努力が早くからなされてきた。すでにデニング（Denning）が、クエン酸ナトリウム、重炭酸ナトリウム、クエン酸カリウムの調剤を服用することにより運動能力向上を図った実験について報告している。長距離走においては、1日に2～3回の服用を、最も高い運動能力が必要となる日の2日前に始めた場合に最高の能力が発揮できた。3日目からは能力曲線は再び下降した。

競技時間の短いスポーツでは、重炭酸ナトリウムかクエン酸ナトリウムを体重1kg

あたり0.2g摂ることが良いとされている。つまり、75kgの人には15gの塩基緩衝剤を投与するということである。しかし場合によって、服用上の問題も起こり得る。

我々がスポーツ選手や患者を治療した経験からいえば、この量を3日に分けて投与することで問題は回避できる。はっきりしていることは、スポーツの前に重炭酸ナトリウムを大量に摂るとpH値が7.6まで上昇し、スポーツの後は乳酸が満ちてpH値が7.2まで落ちることがあるということである。

ディーフェンバッハ(Diefenbach)によれば、カリウム、鉄、リン酸塩、クエン酸塩からなる錯化合物もスポーツ選手においてテストされた。この調剤はもともと肝臓治療薬として知られているものである。この場合、アルカリ性になった小腸の中で、クエン酸塩とリン酸塩がより強い塩基(OH^-イオンやアンモニアなど)と交換に放出され、内因性の緩衝能に良い作用が及ぶ。

内因によって発生したアンモニアが錯体化することにより、肝臓の重炭酸ナトリウムの消費量は減る。このアンモニアが尿素合成に使えなくなるからである。腸で吸収されたクエン酸塩は二酸化炭素と重炭酸ナトリウムに代謝される。これと同時にH^+イオンの消費が起こり、細胞の内外でpH値の上昇が起きる。同様に錯体から放出され腸で吸収されたリン酸塩はpH7.2を示し、生理学的pH値において理想的な緩衝性を持つ。ただ、これらは全て直接アルカリ化(pH値の上昇)をもたらすのではなく、体本来の塩基性緩衝能を満たすだけである。

症　例

〈男性(38歳)・トライアスロン選手〉　競技能力の不振、下部腰椎の痛み

治療：塩基散薬、カンネ(Kanne)社のブロート・トゥルンク(Brottrunk®)とシュポルトクラフトリーゲル(Sportkraftriegel)、1日1回ひと煮立ちさせたオート麦とスペルト小麦(訳者注：パン用小麦の原種)の粥、ジャガイモと野菜の食事への転換。

酸塩基平衡値の測定結果

治療開始時：pHB 7.60, BB 42, PLB 23, ICB 19, BE －5

5週間後：　pHB 7.45, BB 48, PLB 25, ICB 23, BE －3

コントロール値は正常に戻ったか改善したことを示している。この選手はこの後のマラソンでたいへん良い結果を出し、以後、競技への障害はなくなった。

この例は、簡単な生化学的処置がどれほど生理学的能力を向上させるかを示しており、一つの生理学的ドーピングといえるものである。競技中、特に長時間負荷を受け続けるときに、高い緩衝能力が乳酸の過剰蓄積を起こさなくしているため、原因のつかみにくい虚脱状態が起きることもなくなる。また、競技前の重炭酸塩の投与は生理学的鎮静作用をもたらす。これにより心の準備はむしろ高まり、競技へのモチベーションがそがれることはない(Mickiewicz)。

クーパーテストは走るための持久力を把握し、調べるために役立つ。このテストでは12分間走り、その間に走った距離を測定する。私は、バイエルンリーグのあるサッカーチームが1回目のクーパーテストを行う前に、乳酸塩の値を測る機会を得た。

選手たちには、標準量の塩基ミネラルを投与した。3か月後にもう一度クーパーテストを行ったところ、走行距離の増加とともに、11人全員の乳酸塩の値が向上した。

- 1回目の乳酸塩値の平均　10.3mmol/ℓ
- コントロール値の平均　7.7mmol/ℓ

塩基ミネラルの投与により、運動能力が約25%向上したということになる。

4.13.3 疲労反応

スポーツも度を越すと、疲労反応（＝酸過多反応）を起こすことがある。

症　例

〈男性・優秀なスポーツ選手のトレーナー〉　自らもスポーツ好き。極度の疲労と体力減退。

治療：塩基およびビタミンの注入、経口的緩衝、気持ちの切り替え。

酸塩基平衡とその他の検査結果

治療開始時：pHB 7.44, BB 43, PLB 28, ICB 15, 新ICB 63, ザンダーテスト58%

9か月後：　pHB 7.48, BB 45, PLB 25, ICB 20, 新ICB 73

これは、突然原因のわからない能力減退に襲われる多くのスポーツマンのために示した一例である。この場合は長期間一つの緩衝治療だけを続け、精神的な支援を行った。さらには、常に交感神経が興奮している状態を、夜間に副交感神経が優位に働く状態を作って相殺することが不可欠である。

ミッキーヴィッチ（Mickiewicz）は、デニングの経験をもとに、負荷を与える前に体をアルカリ化した場合、強度の異なるインターバル負荷の条件下で、総運動能力にどのような効果をもたらすかを調べようとした。15人の柔道選手（8人のシニア男性と7人のジュニア男子）が、90分の自転車こぎエルゴメーター負荷テストの前にクエン酸ナトリウムを1回、その3日後の同じテスト前に偽薬を1回それぞれ服用した。シニア男性はどちらのテストでも、130%と30%の最大酸素摂取量（VO_2 max）で30秒間ずつ交互に、疲労を感じるまで行った（課題A）。一方ジュニアでは、5分間にわたり最大のVO_2 maxで10秒間、30%のVO_2 maxで20秒間と、交互に条件を変えてテストした（課題B）。

クエン酸を投与した後に課題Aを行った場合は、偽薬を投与した後に比べて総運動能力が18%高くなった。しかし課題Bでは顕著な違いは見られなかった。アルカリ化が負荷後に測った血液乳酸塩濃度とpH値に影響を与えることはなく、塩基不足に対して作用を及ぼすこともなかった。

これは、高いアシドーシスによって疲労を起こすインターバル負荷の条件においてさえ、負荷前にアルカリ化すれば、運動能力の向上をもたらす可能性があることを示している。

スポーツ選手にこむら返りが起きたり、すぐに疲労感が襲ってきたりする理由は、ただ単に、トレーニング時に塩基ミネラルを意識的に摂取する配慮が欠けて

いただけということなのかもしれない。

運動能力の限界は緩衝能に依存している。つまり、体を酷使したときに、ある一定の筋肉乳酸量だけは一時的に緩衝される。しかし緩衝能を超えてしまうと、突然生化学的な虚脱状態に陥るのである。

4.14　歯科疾患

歯と口腔の疾患は以下のものである。

- 一般的な歯の変性
- 虫歯
- 歯周病

唾液の機能はいうまでもなく重要である。唾液は食事後、次の食事までの間には塩基性になる。歯と歯肉を酸の障害から守ることができるのは塩基性の唾液だけである。酸性の唾液は、甘いものの飲食が広まるにつれ、一般的な歯の傷みの原因の一つとなっている。

4.14.1　歯の変性

一般的な歯の変性は、酸塩基平衡の全体像の中でとらえなければならない。すでに触れたように、妊娠すると母親は歯を1本失うという。これは象徴的な表現かもしれないが、事実でもある(86ページ参照)。一人の子どもが母親から吸収するカルシウムの量が歯1本に相当するというのである。妊娠以外にも、食事、特にタンパク質によって体の中に入り込む酸、あるいは発酵によって作られる酸の緩衝の問題がある。これらの酸は血液に入り込み、そこに蓄えられた予備緩衝能で中和される。もし緩衝能が不足すると、体から塩基を動員しなければならなくなる。これらの塩基は組織や臓器、骨、椎間板、そしてもちろん歯からも奪われる。こうして歯はもろくなるのである。

ミロセヴィッチ(Milosevic)がさまざまなスポーツドリンクによる歯のエナメル質の浸蝕について調べた興味深い研究がある。酸によりエナメル質のミネラルが消失する危険性が生じるpH値は5.5である。調査した全ての電解質飲料は、この危険値より低い値を示した。0.1molのナトロン溶液を用いて滴定したいくつかの飲料の一部で、高い浸蝕の可能性が確認された。

4.14.2　虫　歯

シェットル(Schöttl)によれば、虫歯は、一般に言われているような、歯磨きのしかただけで起きる問題ではない。彼は次のような要因があると考えた。

- 生体の酸過多

- pH値と共生バランスの崩れによる口腔内環境の乱れ
- エネルギーの道である経絡を通って、ある器官に負荷がかかった可能性。その器官を慢性的抵抗の減弱部と呼ぶ
- 局所的な虫歯の「機械的・化学的発生」
- 細菌によるのではなく、環境の変化の結果

シェットルは、器具を使った歯のクリーニングについても検討し、歯ブラシ、デンタルフロス、デンタルシャワーを使った合理的な歯の掃除は必要であるとしている。しかしいろいろな化学製品（練り歯磨きや口腔洗浄液）の利害はとり上げていないようである。私が言えるのは、細菌叢（口腔に限らない）を破壊したことによる害がクリーニングの効果を上まわる場合があるかもしれないということ、つまり、細菌叢の破壊が妨げになることがあり得るということである。

4.14.3　歯周病

ヴェントによれば、歯周病は歯肉間質のタンパク貯蔵疾患の一つである。病的に肥厚した歯肉間質は栄養素の流れをせき止め、細胞へ栄養を送ることを妨害する。その結果、歯槽の細胞には栄養、水、酸素が不足する。すると細胞のスラグの流れが、狭くなった間質の中で滞る。物質代謝のスラグはほとんど酸性なので、アシドーシスが発現する。これによりコラーゲンは柔軟性を失い、もろく壊れやすくなる。咀嚼する際、非常に大きな力が歯とその支持組織にかかる。そして変性したコラーゲンに微細なひび割れが生じ、歯根が徐々に緩んでくる。

ヴェントは歯周病を二つの形に区分した。

- 40歳以降の肥満患者における比較的良性で進行の遅い歯周病。これはタンパク質の過剰摂取により生じるもので、タンパク質を控え、アルカリ治療を行うことで治る。
- これに対して、悪性で進行が早く、かつ重い歯周炎は抗原が起こす病気である。この原因は抗原血症である。この病態はこれまで主に1型糖尿病患者に起こり、インスリン投与により治療してきた。しかし、他のタンパク質が抗原として働くことも考えられる。

4.14.4　アマルガムの除去

一般的な歯科金属と金属負荷の問題は、ハイニッツ（Heinitz）がその研究で明らかにし、重要な報告を残した。「健康な被験者において、腎臓から排泄される特定のミネラル物質について検査したところ、塩基余剰物の中に鉛やカドミウムといった毒素が多量に見つかった」。これに関連して、ペリー（Perry）の調査を紹介しよう。表12は、酸性・塩基性の各条件下で、腎臓が尿として排泄する陽イオンを示している。

表12　酸性化する食物と塩基性化する食物摂取による腎臓の陽イオン排泄量（尿1ℓあたり・単位マイクログラム）

平均値（48時間）	カドミウム（Cd）	マンガン（Mn）	鉛（Pb）	モリブデン（Mo）	すず（Sn）
pH値4.5	13.3	21.5	21.9	8.1	9.5
pH値7.5	18.5	19.9	43.5	21.5	35.0

一つの特殊な問題は、アマルガムの除去である。これについては過小評価も過大評価もしてはならない。アマルガムは言うまでもなく重金属負荷をもたらす物質であり、その影響を受けて、体内にもともとあったたくさんの負荷の中から、しばしば病的な変化が生じる。とはいえ、さまざまな慢性病がアマルガムの除去によって本当に改善し治癒するのか、ということは予見できないという事実に言及せざるを得ない。私個人は、何年も診察にあたっているうちに、いろいろな患者、特に女性患者に、アマルガムの除去により大きな悪影響が出る例を見てきた。

症　例

〈女性（51歳）・店員〉　アマルガムの除去後、循環虚脱。他のアマルガムも除去した後、さらに衰弱。

治療：初期にミネラルとビタミンの注入、特にカリウムと電解質混合物を経口投与。

酸塩基平衡と他の検査結果

治療開始時：pHB 7.48, BB 43, PLB 25, ICB 18, 新ICB 71,カリウム3.5mmol/ℓ
2か月後：　pHB 7.52, BB 45, PLB 25, ICB 20, 新ICB 82,カリウム3.6mmol/ℓ
7か月後：　pHB 7.46, BB 43, PLB 25, ICB 18, 新ICB 66,カリウム3.9mmol/ℓ

患者は症状が目立って良くなったと感じ、体調が安定した。その際、緩衝能の大きさは大きな意味をもたなかった。この例は、塩基性の緩衝剤を血液に取り込み、組織に緩衝剤を引き渡し、酸を血液へ取り込むことと、その結果また緩衝能が下がることの相互作用を印象的に示している。

症　例

〈女性（34歳）・診療助手〉　何年にもわたって種々の臓器の不調。4年前にアマルガムの除去。Dimaval®の投与5回。効果は皆無。

治療：塩基ミネラル塩、シュスラー塩、複合解毒剤。

酸塩基平衡値の測定結果

治療開始時：pHB 7.45, BB 40, PLB 26, ICB 14, 新ICB 67
3か月後：　pHB 7.47, BB 47, PLB 26, ICB 21, 新ICB 79

2度目の治療で患者の体調は安定した。

以上の2例を始め、数多くの歯科金属病患者の治療が示唆するのは、アマルガムを除去する際に、ミネラル防護シールドを口腔内に作り、保持することが絶対的に必要だということである。

注意 アマルガム除去や金属の強制排除は、アルカリ性の物質代謝が起こる条件下でのみ行われるべきである。

4.15 ホールフード(丸ごと食)療法と断食療法における変化

以下の単元では、酸塩基平衡が自然食と断食に相関して変化する事実を示し、解説する。

4.15.1 ホールフード

何十年も前に「自然に帰れ」という運動が全国に広がった。近年は環境問題全般を背景として、自然であることについての新たな認識がこれまで以上に必要となっている。ホールフードという言葉は、主に穀物粒の料理や製品の消費ととらえられており、すでに確固とした地位を栄養医学の中に築き上げている(von Körber et al)。

医学的見地からは、ホールフードを完璧な健康食とみなすことはまだとうていできない。多くの人は、食事を変えたらお腹が減らないと不満を持ち、「穀粒食」から再び離れていってしまう。

概念を明確にさせよう。ホールフードとは、全粒粉製品、つまり穀物の粒全体を使った製品を摂ることだけを意味するのではない。そこには野菜、乳製品、それに肉も少量だが含まれる。一般に、ホール(丸ごと)＝全粒という概念がしばしば用いられてきたので、誤解が生まれてしまったのである。

全粒粉製品は酸性の食品に分類される。含まれるミネラル物質が、精白粉(＝極上小麦粉)に対していくらか調整効果を持ってはいるが、塩基による補正のないホールフードだけの食事は勧められない。それは、次の臨床例が示すとおりである。

症　例

〈女性(48歳)〉　インドの影響を受けた菜食主義の宗教団体の信者。自律神経失調症の症状

治療：食事療法、塩基散薬。

酸塩基平衡値の測定結果

治療開始時：pHB 7.46, BB 44, PLB 22, ICB 17, BE −6

4週間後：　pHB 7.30, BB 44, PLB 22, ICB 22, BE −6

驚いたことに、この患者は当初細胞内アシドーシス状態にあった。しかし、それを示すICB値が17から22に改善した。

症　例

〈女性(35歳)〉　狂信的な全粒粉食信奉者。直接の症状の訴えはなし。

治療：食事療法。

酸塩基平衡値の測定結果
治療開始時： pHB 7.45, BB 38, PLB 22, ICB 16, BE －6
4週間後： pHB 7.35, BB 44, PLB 23, ICB 21, BE －5
この結果は患者にとっても驚くべきものであった。BB、PLB、ICBが明らかに低く、中でもICBの低値が目を引いた。
たいへん重大なことは、両例だけでなく他の多くの例でも、偏った食事法による細胞内アシドーシスが生じていたということである。酸塩基平衡の視点から食事内容を切り替えれば、良い治療結果が得られるはずである。

ある特定の新しい食養生法に極端に傾いた食事をすると、ほとんどの場合、強い酸過多に陥ることはまず間違いない。特に食品の理論上の価値（ビタミン、新鮮な青果物など）だけにとらわれ、消化力を考慮しなければ、必ず慢性の腸内発酵が起こり、それに伴って酸過多状態が生まれてしまうのである。

4.15.2　断食療法

断食および食養生の方法が適切であれば、余分な体重はわずかな日数で激減する。初めに大量の水分が排泄されるからである。ただ、脂肪が蓄積している場合は体重の減少はゆっくりであるから、その後も養生を継続するためのしかるべき動機づけが必要になる。養生中にしばしば痛風の痛みやめまい、頭痛、痔、その他の好転反応が起きることがある。酸塩基平衡の観点からみれば、これらは酸が起こす問題である。尿酸値は断食中に短時間で急上昇することが知られている。

断食中は尿酸値だけでなく、酸塩基状態全体に変化がみられる。結合組織から引き離された酸が血液中に流れていき、緩衝状態を急激に変えるのである。

酸の排出や緩衝は無用な好転反応を防止するが、ここではこれらについてあまり押しつけがましい指示はやめておこう。治療への意欲を維持するためである。さもないと、中断する結果になりかねない。
酸塩基平衡における断食や低カロリー療法の長所はこの時点で現れている。ただ、カロリー補給にブレーキをかけることだけでは不十分で、酸そのものである代謝スラグを排出するための指示は必ず行わなければならない。コーヒーや、炭酸ガスを含むミネラルウォーターは無害な飲み物とはいえない。代わりにガスの入っていないミネラルウォーターやハーブティーを飲むべきである。1日の摂取量は2～3ℓが望ましいが、断食講習会を受けた私の経験では、この量を飲める人はそういるものではない。特に女性が最初からこの量を一日で飲むことはまず困難である。すなわち、体から十分に排液するためには、十分に洗浄液を補給する訓練もまた必要になる。
一般的な経験から、減量目的の治療は、十分な水分か塩基性の食物の補給なしには進まないことがわかっている。肉を食べ過ぎると必然的に酸の滞留が起きるが、それは体重が減らないことを意味する。従って、全面的な食事の転換をしなければならない。

症　例

断食療法に参加したある女性の酸塩基平衡値の測定結果

療法開始時：pHB 7.44, BB 34, PLB 21, ICB 13, BE −7

6週間後：　pHB 7.60, BB 45, PLB 27, ICB 18, BE −1

12週間後：　pHB 7.52, BB 43, PLB 24, ICB 18, BE −5

結果は、BBとICBが良好に上昇したことを示している。患者も体調の改善を自覚した。それにもかかわらず、この治療プログラムは、現代では酸塩基平衡状態を健全化するのに十分とはいえない。治療だけでなく、過去の誤りを繰り返してしまう人間の弱さにも目を向けなければならないのである。

私は1988年の春に、ヴェルター湖畔でマイヤーの診断法と治療法についての教育講座・第3課程を受け持った。そのときの記録を見ると、特に初めの数日間に酸塩基の関係に巨大な力学が働いたことがわかる(表13)。行ったのは、マイヤー式ミルクダイエット療法であった。ここでICBが24から8に下がったことは注目に値する。これは療法開始初期の断食クリーゼを反映したものである。その後、この値は再び上昇する。

表13　1988年のF.X.マイヤー教育講座で行った酸塩基平衡の自家試験結果

パラメータ	第1日	第4日	第6日	第8日	第10日
pHB	7.55	7.70	7.61	7.52	7.55
BB	54	43	53	53	54
PLB	30	35	32	30	30
ICB	24	8	18	23	23
BE	+4	+7	+4	+2	+2
ヘマトクリット(%)	50	50	47	45	46
ヘモグロビン(g/dℓ)	18.5	17.7	16.6	15.7	16.2

強調したいのは、断食によって酸塩基平衡に大きな変動が生じることである。そこには重度の細胞内アシドーシスを伴う極端な酸過多状態が現れる。これは結合組織から大量の酸が洗い流されるためである。この酸は血液中にたまり、腎臓と代償器官である皮膚、腸、肺を経由して、排泄されることになる。

塩基散薬とBrottrunk®(ブロート・トゥルンク)の緩衝作用

教育講座受講中、ある研究調査において、私と4人の参加者が独特な乳酸発酵飲料「Brottrunk®」(135ページ参照)を1日3回、100mℓずつ飲むことになった。また13人の参加者は、食養生の目的でそれぞれの体質に基づいて相応の食べ物を補い、塩基散薬も補いながらこの課程を受講した。表14にこの研究から得た平均値を示した。

表14　塩基散薬とBrottrunk®による緩衝作用の比較検査における酸塩基平衡の結果（1988年にヴェルター湖畔で行われたF.X.マイヤー教育講座において）

パラメータ	塩基散薬による緩衝			Brottrunk®による緩衝		
―	前	後	差	前	後	差
pHB	7.68	7.70	＋0.02	7.70	7.72	＋0.02
BB	46.8	45.6	−1.2	46.8	45.6	−1.2
PLB	32.7	31.0	−1.7	32.7	31.0	−1.7
ICB	14.1	14.6	＋0.5	15.0	14.4	−0.6
BE	＋5.0	＋3.0	−2.0	−6.4	−5.1	−1.3

この飲料は酸を含んでいるようだが、それにもかかわらず、酸塩基値の変化はほぼ理想的である。

シルヴァイの次の説もまたこの検査で確認された。

「断食が特定の病気（がん、リウマチ、特定の代謝障害）に良い影響を与えるという事実は、酸過多という酸塩基平衡障害が起こっていることを示唆している。断食療法中に組織から血液中に酸が流出することがその原因である。一時的に酸が過剰になった血液は、いわゆる断食クリーゼをひき起こす。そのとき表れる疲労状態は、脳が大量に酸を含んだ血液を供給することによって発現する。そして血液のpHもアシドーシスの方向に押しやられる」。

グリンスプーン（Grinspoon）らは、断食でケトアシドーシスを起こした若い女性たちに対して、塩基性の炭酸水素カリウムだけを供給することにより、骨からのカルシウム放出を確実に減少させることに成功した。これは、塩基供給下で血清中のカルシウム濃度が低下し、腎臓のカルシウム排泄量増加が抑えられたことによりわかったことである。

注意　断食療法における塩基緩衝は、断食クリーゼを避けるためには不可欠である。

4.16　高齢者

「平均的な」中年患者の場合、体に負荷がかかった状態では、若者に比べて酸塩基平衡が極端に低下する。これは生理学的に説明がつく。尿細管の数は年齢とともに減り、酸の量が増え、pH値は反射作用で高くなる。その一方で重炭酸塩の緩衝能力は低下する（25ページ参照）。多くの老人性障害はこれらの事実から説明できる。酸を排出し塩基を補給すれば、老化による障害は緩和され、消失させることすら可能である。

良好な結果を生んだ多くの症例から代表的なものを紹介する。

症　例

〈女性(76歳)・年金生活者〉　きゃしゃで老衰状態にある。戦争により下肢を切断した夫を数年来介護。長年糖尿病を患う。

治療：初回に塩基注入、経口ミネラル療法

酸塩基平衡とその他の検査結果

治療開始時：pHB 7.44, BB 39, PLB 24, ICB 15, 新ICB 59

注入治療3回後：pHB 7.42, BB 39, PLB 25, ICB 14, 新ICB 62

2か月後：　pHB 7.42, BB 42, PLB 25, ICB 17, 新ICB 65

衰弱期を脱した後、患者は治療開始の前に塩基注入を4回受け、2度目の計測の前にも3回受けた。本来は一般診療では典型的なケースであり、多くの患者がもつ問題を映し出している。根本的な元気の回復はもはや望めないが、アシドーシスの改善を手助けすることは可能なのである。

次は、塩基診断法と塩基治療を用いることにより、往診によっても寝たきり状態の回避が可能なケースが多いことを示す例である。

症　例

〈女性(90歳)・年金生活者〉　長年にわたる腎不全。脚は達者。常時娘が世話をしている。

治療：塩基注入、塩基性の食物摂取

酸塩基平衡とその他の検査結果

治療開始時：pHB 7.43, BB 40, PLB 26, ICB 14, 新ICB 61
クレアチニン1.72mg/dℓ, 尿酸10.5mg/dℓ, カリウム3.8mmol/ℓ

2か月後：　pHB 7.49, BB 45, PLB 27, ICB 18, 新ICB 77
クレアチニン1.66mg/dℓ, 尿酸7.7mg/dℓ, カリウム4.8mmol/ℓ

患者は亡くなるまでの約半年間、ICB、尿酸値が改善し、十分に元気を維持して、寝たきり状態になることがなく、往診の労は報われた。

症　例

〈女性(68歳)・年金生活者〉　便秘を伴う慢性の腹痛。

治療：塩基塩類投与、酸塩基平衡の観点からの徹底した食事の見直し。

酸塩基平衡値の測定結果

治療開始時：pHB 7.46, BB 43, PLB 26, ICB 17, 新ICB 69
ザンダーテスト62%

7か月後：　pHB 7.31, BB 42, PLB 24, ICB 18, 新ICB 70
ザンダーテスト45%

イョルゲンセン法による2回目の測定時には、まだ目立った値の改善はみられない。その理由は、まず最初に大量の酸が組織から血液中に入り込んで行くが、緩衝能がふさわしい基準値にまで達しないからである。大事なことは、平均酸性度指数を改善することである。初回のザンダーテストでは平均酸性度指数が62%であった。図

14（左）は、2か月後に予診として行った2回目のザンダーテストの結果を示したものである。平均酸性度指数は45%まで大きく改善した。4年後に行った3回目のテストではさらに改善し、33%となった。これは徹底した食事の見直し（128ページ　図17）と塩基塩類の摂取が功を奏したものである。

症　例

〈男性（72歳）・年金生活者〉　前述の患者の夫。年少時に虫垂穿孔。ひんぱんな腸内ガスの発生。2年前に胆嚢摘出。

治療：塩基塩類投与、酸塩基平衡の観点からの徹底した食事の見直し。

酸塩基平衡値の測定結果

治療開始時：pHB 7.42, BB 44, PLB 22, ICB 22, 新ICB 73
Sanderテスト42%

7か月後：pHB 7.38, BB 41, PLB 23, ICB 18, 新ICB 72

この夫の場合も、測定結果では酸塩基状態がやや悪化したことがうかがえる。これもやはり酸基が組織から血液に移動するという、体内での反作用によって説明できる。図14（右）では、4年の間に平均酸性度指数が42%から36%に改善したことがわかる。図に示された予診の2か月前にはこの値は44%であった。

最後の2例は、高齢者でも酸の排出が可能であることをはっきり示している。酸排出治療はこれまでと違う生活の質を生み出す。すなわち人が自立し、活動的でいられるということである。その結果、天然の「若返りの泉」のような効果が期待できる。

AQ値とpH値

	AQ値	pH値	AQ予診値
第1回尿	45	6.3	52
第2回尿	14	7.0	33
第3回尿	17	6.9	64
第4回尿	56	5.9	52
第5回尿	45	6.2	12

AQ値とpH値

	AQ値	pH値	AQ予備診断値
第1回尿	15	7.0	34
第2回尿	6	7.2	26
第3回尿	33	6.4	33
第4回尿	64	5.4	69
第5回尿	66	5.4	46

一日のAQの変化曲線

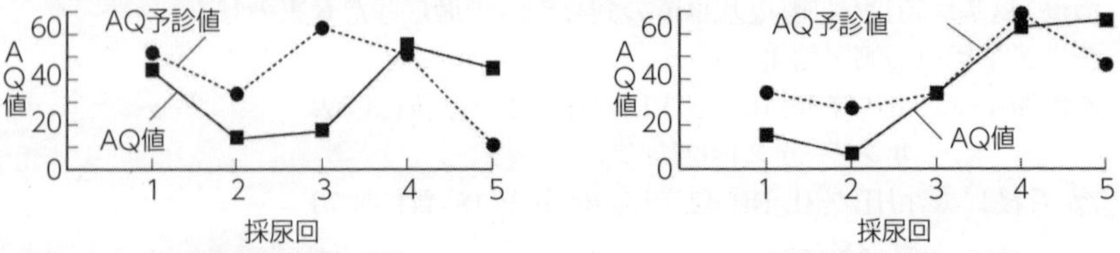

平均酸性度指数：33%
（予診時：45%）

平均酸性度指数：36%
（予診時：42%）

図14　好成績を示したアシドーシス治療後の高齢者2例におけるザンダー式酸塩基滴定。左は68歳の女性患者。右は72歳の夫。どちらも予診は4年前のもの（AQ＝酸性度指数）。

5　アシドーシスの治療

アシドーシスの治療には基本的にいくつかの方法がある。ミネラルや塩基の不足は、適切な経口投与や浣腸、外部治療、または注入によって調整できる。塩基剤の補給は、いうまでもなく、患者の治癒過程における準備的処置にすぎない。最終的には適切な生活態度や食事方法によって以後の酸過多を防ぐべきである。つまり、治療者は酸塩基平衡にとって「正しい」食事のあり方について、患者の自覚を促さなければならない。このことについて次に論じ、解説していく。

5.1　治療方法

ここで分類上、医薬品という言葉を用いようとするなら、それは間違いと言わざるを得ない。体が緊急に必要とし、体の負荷を軽減する効果をもつミネラルや化学物質は、アシドーシスの治療において欠くべからざるものだからである。一時的に代謝障害が現れることは避けられないが、それはごく短い期間である。酸塩基治療に関連して化学物質を摂取する場合、体はこの物質を貪欲に取り込み、直ちに関係する機能が働いて消費する。従って、この化学物質は全体的に見れば肯定的なものと考えられ、「正しい分子を適切なときに適切なところへ」投与するなら、酸塩基平衡の見地からは栄養補給、あるいは分子矯正治療としてのみ働く物質である（Niestroj）。

また治療上、より重要な点は、血液と組織間の流れを常時平衡に保つよう注意を払うことである。この平衡状態は部分的に急変することがある。患者一人だけでなく、同じ疾患の患者たちの傾向を観察することが大切である。

5.1.1　酸を中和する薬剤

ザンダーによれば、生体内で不足したアルカリは自身で作り出すことができず、必ず外部から補給されなければならない。もしわずかな重炭酸ナトリウムによって緩衝できるなら、この重炭酸ナトリウムが小腸まで達することがなくとも、人為的に供給された塩基でなく、壁細胞の中で作られた体固有の重炭酸塩を使って酸塩基平衡を保つことができる（18ページ　図1）。

通常の薬の服用時と同様、個人の耐性には注意を払わなければならない。重炭酸塩を補給するとき、胃のバリアが強力かつ突然に取り払われると反応が起きることがある。しかし重炭酸塩は生理的物質であり、一般にどんな患者でも受け入れられるものである。そのため、薬剤に対する耐性については、希釈の度合いが問題となるだけである。食後250㎖の水に入れて服用する塩基散薬の量を茶さじ一杯から茶さじ半分にするというように、摂取量を減らすことである。その際おくびが出れば、酸が十分に緩衝されたという徴である。

ある医薬品のセールスマンの話では、さくらんぼの種を一日しゃぶっていると、胃の緩衝能の3分の1を補うことができるそうである。この考えは確かに的を射ている。しかしそれならば、もし予備のアルカリの全体量が減るとき、あるいは、もうすでに減ってしまっているとき、体は唾液を作るためにどこから塩基を取り出し続けるのだろうか。また唾液のpH値がすでに変わってしまったときはどうするのだろうか？

ミネラル調剤と可能な配合

表15は、ザンダーとケルンによる、酸の緩衝に用いられる信頼性の高いミネラル調剤と、調合可能な物質の組み合わせを比較して示したものである。

表15 ザンダーによる塩基散薬の調剤とケルンによる酸排出作用をもつ電解質調剤の比較表

Sanderによる塩基散薬			Kernによる酸排出作用をもつ電解質調剤		
Calcium carbonicum	100 g	50%	Calcium carbonicum	10 g	1%
Kalium bicarbonicum	10 g	5%	Calcium phosphoricum	60 g	6%
Natrium bicarbonicum	80 g	40%	Kalium bicarbonicum	90 g	9%
Natrium phosphoricum	10 g	5%	Magnesium subcarbonicum leve	20 g	2%
—	—	—	Natrium bicarbonicum	820 g	82%

（訳者注：表中の薬剤はホメオパシー用調剤またはシュスラー塩である）

ザンダーによる調剤は、直接緩衝に加えてミネラルを補充するものである。一方、ケルンは重炭酸ナトリウムの割合をぐっと増やした。これには急性アシドーシスの状態を迅速に緩衝する利点がある。

この間、特に酸排出治療を行う多くの療養所で、若干異なる調合の塩基散薬が採り入れられている。これは、調合が異なっても体内での効果に変わりがないことをアピールする効果があるだろう。重要なことは、酸過多の体が塩基塩類を補助栄養物質として受け入れることである。重炭酸ナトリウムによって基本緩衝が行われれば、他の塩基性ミネラル物質を緩衝に消費させることなく、体本来の消費目的に使うようにしむけることができる。

調剤製品

業界ではこれまでに多種多様な調剤製品や栄養補助剤を世に出している。表16にまとめた製品は、最もポピュラーで推奨できるものである。

表16 現在市場で入手できる調剤製品の一覧(抜粋)

商品名	メーカー
Alkala N パウダー・錠	Sanum
Basenpulver Pascoe®・Basentabs	Pascoe
Basica® 類	Klopfer
Basocaps Verla®	Verla
Basosyx 錠	Syxyl GmbH
BicaNorm® 錠	Fresenius
Bullrich Salz® パウダー・錠	delta-pronatura
Bullrich's Vital パウダー・錠	delta-pronatura
Flügge-Basen-Medicalpulvor	Flügge
Gelum®-Tropfen	Dreluso
Kaiser® Natron パウダー・錠	Holste
Magnesium-Calcium-Kapseln	hypo-A GmbH
Matricell® Königinnentrank	St. Johanser
Minactiv® パウダー	Dr. Metz AG
NemaBas® 錠	Nestmann
Nephrotrans®	Medice
Painergy-Bon plus パウダー	Vita-Bon
Uralyt-U® 顆粒	Madaus
Uronor®	Kanoldt

(訳注:ここに挙げられた製品はドイツ国内で流通しているものである)

重炭酸ナトリウムだけを使った従来の代表的製品はAlkala、Bullrich Salz®、Kaiser® Natron、BicaNorm®、Nephrotans®である。Alkala、Bullrich Salz®、Kaiser® Natronを摂取すると、胃腔内にある塩酸が中和され、短時間にpH値を3〜4くらいまで上げる。胃壁細胞からはその後塩酸と重炭酸ナトリウムが補給される。このようにして、体自体の重炭酸ナトリウム産生作用が刺激される。これに対して、各種酸ブロッカーでは、pH値が長時間にわたって4程度に保たれる。これについては、ウィーン出身の免疫学者シェルら(Schöll, Untersmayr, Jensen-Jarolim)の調査を参照されたい。この学者たちは、胃酸のバリアが取り払われてしまうことによるアレルギーの悪化に警鐘を鳴らしている。また、BicaNorm®とNephrotrans®は小腸で溶ける特性をもち、それにより炭酸の産生を防ぎ、不快なおくびを起こさないようにしているようである。

重炭酸ナトリウムとミネラル類からなる調剤にはAlkala Nパウダー、Pascoe社の塩基調剤、Basosyx、Bullrich's Vital、Flüggeパウダーがある。純粋な重炭酸ナトリウム調剤と同様、これらも高い緩衝作用と強い酸との結合力において際立っている。規則正しく摂取すれば、血液緩衝の増加による効果を実感することができる。Painergy-Bon plusパウダーは加えてDリボースも含有している。この物質は筋肉組織全体でATPの生成を自然に高め、ATPの貯蔵を改善する。

腎臓結石治療薬にはUralyt-U®（クエン酸カリウム混合剤）とUronor®（クエン酸カリウムと炭酸水素カリウム）がある。この薬が酸塩基平衡に大きく関わることを知る医師は少ないようである。セバスチャンの研究グループは、試験的に炭酸水素カリウムを使って数多くの研究を行った（Frassetto et al, Sebastian et al）。

クエン酸調剤にはBasica製品がある。

Minactiv®はミネラル類の調合製品である。多くの医薬品に敏感に反応するアレルギー体質の人には、hypo-A社のマグネシウム・カルシウム・カプセルを薦める。この製品は添加物を一切使用していない。同様に、直接の緩衝作用が自然に近く、高すぎず、速すぎない純粋なカリウム調剤も良いだろう。フォルクマン（Volkmann）によれば、これらのミネラル調剤は、自然療法において痛みを治療する手段でもあり、副作用の多い化学的な鎮痛薬の減量にもつながるものである。

混合調剤にはGelum®-Tropfen（液）があり、カリウム・鉄・リン酸塩・クエン酸塩の各イオンをもつ錯塩から作られている。その化学構造と高いリン酸塩・クエン酸塩の含有率によって、この錯体は強い緩衝特性を持つ。腸の中ではアンモニアが尿酸に変化し、組織への酸素の取り込み量が増え、肝臓の機能が向上する（Brede, Neumann et al.）。

Matricell® Königinnentrankは、ロイヤルゼリー、プロポリス抽出物、蜂花粉抽出物、蜂蜜の調合製品である。この製品はビタミン、アミノ酸、ミネラル物質（多量元素・微量元素）を自然の配合のまま含んでいる。緩衝作用は驚くほど高く、免疫上も良い作用が働く（141ページ参照）。

最後にもう一つ、ホメオパシー調剤であるg-Strophantin（Strophactiv®）を紹介しておこう。心臓の働きが良くなれば、間接的に酸塩基平衡の調和がはかれる。変わらぬ効能をもつこの「昔ながらの強心剤」については、内科医のケルンがすでに取り上げている。

全般的に見れば、薬局で処方された塩基散薬と既製品との間にあまり違いはない。しかし、体に合うかどうかは違ってこよう。重炭酸ナトリウムを含んだ製品がいまひとつ体に合わないという人は、Gelum®-Tropfenに変えたほうが良い。なぜなら、この製品は酸を含むため、多くの胃疾患患者にとってかえって体になじみやすいからである。肝心なのは、とにかく何かを摂取してみることである。食事と生活を転換し、それを長く持続していくべきである。塩基調剤の投与はそのために必要な付随治療である。

乳酸調剤

右旋性乳酸あるいはL(+)-乳酸といった乳酸群は特殊性をもつグループである。

- RMS-Asconex®液(100mℓ当たり乳酸21gと水79gを含む)
- Lactopurum®液D2、アンプルD4
- Sanuvis®液、錠剤、アンプル。D4、D6、D12、D30、D200

乳酸そのものは、経口摂取すると肝臓で酸化される。そのとき物質交代でアルカリ化が起きる(135ページ参照)。RMS-Asconex®は直接アルカリ性に作用し、Lactopurum®とSanuvis®はホメオパシーの理論で効果を現す。

ヘルムボルト(Helmbold)による経皮的調整治療

ヘルムボルト博士が提唱した経皮的調整治療は、特定の調合薬剤を皮膚の反射区(耳)および病変部、または疾患により障害の起きた皮膚上に塗布する。その薬剤の例としてヘルムボルト博士のイオン軟膏(Jonen Salbe)が挙げられる。これはカルシウム、カリウム、ナトリウムの塩化物を各々0.5%ずつ含んでいる。これらのイオンは経皮的に吸収され、細胞の電気的なバランスを活性化する。作用のしかたについては次のように説明されている。

> 「病気になると必ず細胞のイオン交換が妨げられる。細胞が著しく減極(陰極ブロック)した結果、しばしば当該部位の細胞や神経索の機能不全が起こる。この障害は機能的、神経的経路をたどって皮膚にまで及ぶ。もし障害がまだ修復できる程度のものであれば、イオン軟膏のイオンがこの皮膚部位に浸透することによって、傷ついた細胞・神経機能が再び正常に戻ると考えられる。これらの細胞は再び分極され、機能が回復するようである」。

経口的塩基投与と連携させて、時に応じた酸の排出処置をすることが、いわゆる治療拒否患者の多くにたいへん有効であることを私は経験している。

β遮断薬による治療とアシドーシス

医薬品の説明書きには独自の哲学がある。法的にありとあらゆる副作用を記載しなければならないことになっている。ある女性患者が、メトプロロール調剤の添付文書を注意深く読んでいると、服用してはいけない場合として「血液の酸過多(アシドーシス)」とあるのを見つけた。他のβ遮断薬(ビソプロロール、メトプロロール)にも同様にこの禁忌記載がある。

メトプロロール調剤の適用範囲は次のとおりである。

- 高血圧
- 冠動脈心疾患
- 機能性心循環障害
- 頻拍性不整脈
- 心筋梗塞後の長期治療
- 偏頭痛の予防処置

上記の疾患は、慢性アシドーシスの臨床例(49ページ参照)から、もともと酸過多疾患であることがわかる。私の経験では、イォルゲンセンあるいはザンダー法で検査した結果、これらすべての疾患にきまって酸過多状態がみられた。これらの病気は酸排出か徹底したミネラル補給（中でもカリウムとマグネシウム）で良くなるものである。それはβ遮断薬が一切必要なくなることを意味している。

塩基浣腸

昔から腸を経由して毒素を排出するために浣腸が用いられている。実際のところ、浣腸をはばかる患者は多い。浣腸剤を使う際は、追加的に3gの重炭酸ナトリウム、あるは茶さじ山盛り1杯のBullrich Salz®かKaiser® Natronパウダーを500〜750mlの体温くらいのぬるま湯に溶かして用いることを勧める。イリガートルか、より簡便ないわゆる浣腸器を使う。

塩基浣腸を行うにあたっては、二つある作用原則の違いをわきまえなければならない。一つは体全体に作用が及ぶ（塩基の）経腸摂取であること。もう一つは直腸痙攣や肛門周辺の酸熱傷時に局所的に酸の調整を行うことである。特に子どもでは、この方法が酸性物を嘔吐するときに適することが実証されている。なぜなら、これにより本当の原因治療ができるからである。肛門の苦痛はどれも塩基浣腸で消失するか、少なくともかなり改善する。

浣腸をさらに拡大徹底したものが結腸水治療法である。これは大腸全体を温水で洗浄するものであり、腸壁にこびりついている物や発酵毒素、腸内ガスが洗い出される（Worlitschek）。

座　薬

炭酸水素ナトリウムとリン酸二水素ナトリウムを含むLecicarbon®座剤が製品化されている。メーカーの告知によれば、酸と反応して炭酸ガスが発生し、便秘時の蠕動刺激を誘発するという。しかし、重炭酸塩の経腸摂取については、それが好塩基性器官に達することも考えに入れて議論されるべきである。好塩基器官が結果的に、生理的な腸の活性化をもたらすことになるからである。

5.1.2 外部治療

皮膚は酸外套を持っているため、この外套（膜）を一時的に緩衝すれば、体が酸を外に放出し、再び流動平衡を取り戻せることは容易に推測できる。

塩基浴＝酸排出浴

全身浴には100gの重炭酸ナトリウム（一つかみほどの粉末。薬局で入手するかBullrich Salz®などでもよい）を溶かし、湯のpHが8.5になるようにする。体温ほどの湯に30分から1時間つかる。最初にブラシと天然石鹸を使って皮膚をよく洗う。塩基浴ならではの酸排出作用を得るには、入浴時間を1時間はとる必要があろう。最後にもう一度体に強く石鹸を塗りつけ、ブラシでこすり、たんねんにシャワーで洗い流す。入浴した後は安静にする。この入浴により手足の指はしわだらけになるが、皮膚は非常に柔らかくなる。浴槽の縁についた汚れの層は、体が酸を排出した結果である。酸外套が壊されて、結合組織から酸と老廃物が送り出され、容易に体外に排出される。このとき皮膚はいわば「第三の腎臓」として機能するのである。この塩基浴は特にリウマチ患者に適しているが、初期の感染症患者や、全身が衰弱している者、重い疾病患者にも薦められる。また酸排出の断食療法を始めるとき、あるいはその療法途上でとり入れるのも良い。

足を温める足浴

特に自律神経の不安定な人がしばしば足の冷えに悩む。これはもともと血行が悪いことによるか、ヘモグロビンあるいは鉄の不足によるものである。この場合も上記と同じ配合の塩基足浴が極めて有効だと思われる。中でも茶さじ1～2杯の海塩を加えた塩足浴は高い効果をもたらすであろう。

甜菜（てんさい）シロップ浴

甜菜シロップは塩基性に作用し、塩基調剤と同様の効果をもつ。さらにこのシロップは電解質を多く含んでいる。この入浴法はハンガリーから入ってきたもので、同国では広く行われている。1回の入浴には食事用スプーンに約3杯の甜菜シロップを使う。この入浴を週に3回行うことが望ましい。この入浴法は子どもにたいへん適していることが実証されている。子どもたちは初めにシロップを「こてこてに塗りたくる」ことができるし、入浴で治療効果も得られるからである。神経皮膚炎の患者にもこの入浴法は特に勧めたい。

温泉浴

鉱泉や温泉の治療効果は昔から知られていた。古代ローマではすでに、健康増進や（儀式上の）清め、病気の治療に用いられるいろいろな入浴文化が発展した。

温かいお湯は血行を良くし、ミクロの領域で物質代謝や老廃物の処理を活性化する。しかし、温泉の利点はそればかりではない。重要なのは、湯に含まれる多量の炭酸水素ナトリウムである。この成分により、湯のpHは塩基浴に相当する8という高い値になる。観察研究の結果、慢性炎症性リウマチ、あるいは変性・変形性の脊柱疾患、軟部組織リウマチ、運動器官の手術後や負傷時などに治療効果が期待される。

毎日のシャワー浴

毎日浴びるシャワーもまた毒を体外に出すのに有効である。酸が洗い流され、刺すような水の噴射の刺激で皮膚の血行が良くなるからである。こうして代謝が活性化する（＝酸が排出される）。ドルシュナー（Dorschner）は、決まった方法で全身に何時間もシャワーを当てる長時間シャワー浴の治療効果について述べている。

サウナ

サウナの大きな効用について、ここではごく簡単に触れるにとどめる。サウナは減量のためだけでなく、老廃物の排出治療や血管・免疫の強化にも用いられる

(Fritzsche, Fritzsche)。

サウナの効用

- 酸と老廃物の排出を助ける
- 皮膚を清浄にする
- 細胞の新生を活発にする
- 脳下垂体・副腎皮質系の働きを活発にする
- 血液の循環を強化する

サウナ浴の前と後にはぜひ塩基類を摂るようにしたい。体がスポンジのように絞られるため、補給された水分はどんどん取り込まれる。重炭酸ナトリウムや塩基塩類が全身に行きわたって、速やかに老廃物のたまる場所(＝結合組織)に到達する。

次に示す汗のpH測定結果は、体の循環状態を明らかにしている。

- 入入浴前に塩基投与を行わなかった場合：1回目：4.8　2回目：5.1
- 入浴前に塩基投与を行った場合：　1回目：5.7　2回目：7.6

リウマチの苦痛はこの入浴法によって大きく緩和されるであろう。

蒸気浴

ウェルネス・トレンドが一般に広まり、蒸気浴も再び盛んになった。この方法も、原理的にはサウナと同じ良い効果をもたらすものである。しかし、乾いた温かさと湿った温かさのどちらを心地よいと感じるかは個人の好みによる。

女性なら45℃という程よい温度で、肌にも良い効果がある蒸気浴のほうを好む。湿った暖気は血管を拡げて酸素の供給を促す。組織が引き締まるため、皮膚の老化プロセスに良い影響を与える。塩基の経口投与や酸排出をこれとともに行えば、真のベター・エイジング効果が得られる。

軟膏治療

塩基ゲルは次の処方によって作ることができる。

3.5%の塩基ゲル

$NaHCO_3$	3.5 g
蒸留水	93.5 g
Tylose® H	全量100 gになるまで加える

Tylose® Hはメチルセルロースの仲間で、ゲル化剤として用いる。調合の際にできるゲル状ペーストは、塗りやすく強力な冷却効果をもち(かゆみのある湿疹、日焼け、やけどなどに適する)、皮膚に水分を与えて滑らかにする。臨床では神経皮膚炎の子どもに用いて驚くほどの改善をみた(80ページ参照)。

液状のものがほしい場合は、次の処方にするとよい。

7.0%の塩基ローション	
$NaHCO_3$	7 g
蒸留水	90 g
Tylose® H	全量100 gになるまで加える

また、ナトロン軟膏は軽く柔らかい軟膏で、乾燥した発疹や慢性の湿疹に適することが実証されている。

ナトロン軟膏- BeckとOetinger-Papendorf（1998）による	
重炭酸ナトリウム	3 g
蒸留水	22 g
無水ユーセリン	全量50 gになるまで加える

マッサージ療法

局所アシドーシスは、先に述べた脳、心臓、脚の局部的な組織アシドーシスだけを指すのではない。脊柱、肩、上腕、上腿の結合組織の日常的な硬化（セルライト）もそれに含まれる。この硬化は結合組織に酸の分子が沈積することによって起きる。こうなると組織はゾル状態からゲル状態に変化し、部分的に強い痛みを伴う難治性の組織硬化を起こす。これらの変化は、広い意味で軟部組織リウマチといえる。鎮痛薬だけの治療では、しばしば症状が複合的に強く出る。それは、抗リウマチ薬の経口摂取によって胃に障害がでてくる可能性がある上、薬が酸を補給することになるからである。

レナーテ・コリヤー（Renate Collier）博士は、まだマイヤーの生徒であったとき、その刊行物（1998）の中で潜在性アシドーシスの診断法を紹介している。それによれば、皮膚の「ヒブラーのしわ」の幅によって、アシドーシスの程度が判断できるという。しわの幅が広ければ広いほどアシドーシスも重い。そこでコリヤー博士は、組織から酸を早く排出し、しかもそれを持続させるための特殊なマッサージ法を開発した。

マッサージ治療を行う際は、本来、補助的に経口的塩基療法や、塩基ゲルまたは塩基軟膏の塗布治療を行うべきである。そうすれば、長年治療効果が上がらなかったさまざまな症状のうち、少なくとも痛みからは早く解放されるのである。これらの治療を総合して根本治療が可能となるのである。

ツェーベライン（Zöbelein）式溢血吸引マッサージ

組織アシドーシスを治療するため、痛みのある部位に集中的なマッサージ治療を行うことが必要である。その際、施術者の手だけによるマッサージでは十分とはいえない。そこで、ツェーベラインによる溢血吸引マッサージ(PSM)を取り入れれば、非常に有効でしかも迅速な治療が行える(図15)。このスライド吸引法では、毛細血管の慢性的に透過しにくくなっている個所で、赤血球が毛細血管から細胞間隙に流れ出る。血清や他の体液は影響を受けない。この治療は「非観血的放血」に近い。一度の治療で、硬化し痛みを起こしている組織を軟化させ、痛みをとることができる。週2回、5分ほどの治療を繰り返し行えば、毛細血管の溢血は徐々に治まってゆき、最後にはすっかり消える。生体に備わる自己調整機能が働くからである。

デニー(Deny)式圧縮空気振動治療

もう一つ同じような治療方法にニューマトロン治療器(図16)を使う方法がある。低圧で組織層と筋肉組織を吸引し、絶え間なく発生するパルス変動が組織を振動させ、目的の組織部位に集中的に働きかける。パルス変動を用いている点で、このデニー式圧縮空気振動治療(Pneumatische Pulsationstherepie＝PPT)は、一定低圧で治療する他の各種放血治療法と異なっている。この治療法はさらに組織液の動きも活発にする。基質の中に集められた代謝スラグ、炎症メディエイター、環境有害物質などが引き離され、活性化された血液やリンパの流れに乗って排出される。このようにして、基質のクリーニングと再生が行われるのである。それと同時にホルモン、ビタミン、ミネラルといった固有の生体維持物質が細胞集団に運ばれて、最適な物質代謝のために、体内でいつでも使える状態になる。こうしてこの治療は、体全体や体の各機能を活性化し、再生させる効果をもたらすのである。

私自身の経験はたいへん広範囲にわたっている。踵骨棘、ケロイド、筋硬化、リン

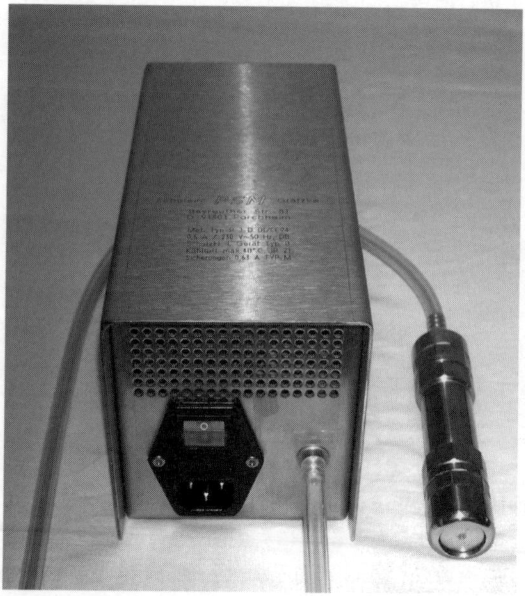

図15　ツェーベライン式溢血吸引マッサージのためのPSM治療器

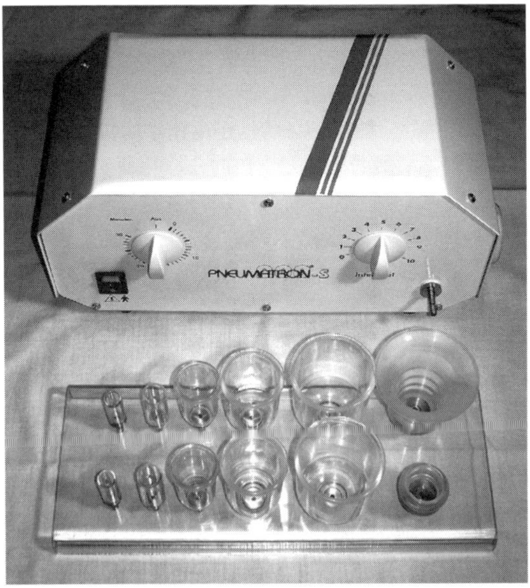

図16　デニー式圧縮空気振動治療用ニューマトロン治療器

パ液のうっ滞、神経痛などは部分的にかなり改善し、治癒することもある。クーピヒ(Kupich)は、腱疾患でも非常に良い治療効果を認めたと報告している。

運動療法

スポーツと食事は人の健康維持に大きな意味をもっている。スポーツをしたり体を余計に動かしたりして、週に2000キロカロリー消費するだけで、がん、心筋梗塞、脳卒中の予防効果が3倍も高くなる。体に取り込まれる酸素の量は、座ったままでは1分間に250cm^{3}であるが、散歩で750～1000cm^3、走れば4000cm^{3}以上にもなる。血中への酸素供給量が高まることによって、コルチゾール濃度が正常に戻る。またフィブリノーゲン濃度も下がり、血行が大きく改善する。そのとき、酸素が取り込まれるだけでなく、肺を通じてより多くの炭酸が吐き出される。また、スポーツで汗をかくと、酸が皮膚から排出される。

コイらによるTKTL1酵素の発見と、それに結びついたグルコースの分解と転換のための全く新しい種類の生化学的代謝経路は、スポーツと食事が糖尿病、アルツハイマー病、心筋梗塞、高侵襲性のがんといった文明病を防ぐのにいかに役立つかをより理解する手がかりとなる。グルコースは人間にとって極めて重要であり、今日ではその過剰摂取が深刻な細胞損傷をもたらしている。従って、徹底した運動と適切なカロリーの食事が酸排出のための基本治療であり、アシドーシスの予防法である。

授乳中の母親は、スポーツをした後、授乳までに1時間半は間をあけるようにする。それは、乳酸の影響で母乳が酸っぱくなり、乳児が嫌がることがあるからである。

5.1.3 好転反応

穏やかな治療においては、おそらくすぐに好転反応が現れることはないだろう。しかし、下痢症状が反応として出ることはあるかもしれない。なぜなら、塩基補給によって好塩基性器官（肝臓、胆嚢、膵臓、小腸のブルンナー腺）が生化学的に活性化され、腸の浄化が始まるからである。重い場合はほとんど爆発的に浄化便が出て、酸の強い便によって肛門の焼けるような痛みや、一時的な痔疾が引き起こされる可能性もある。このような場合は、先に触れたように、炭酸水素ナトリウムを加えた浣腸がたいへん効果的である。

また、体中に痛みが走ることもある。不思議なことに、代謝スラグと酸の沈積そのものが苦痛を引き起こすことはないが、それが剥がれて流れ出たときにこの独特の痛みが全身に走るのである。

特に重要な好転反応の一つが胸焼けであり、塩基を摂取した直後に起こることがある。これは胃壁細胞を経由する非常弁的な酸排出作用と考えられる。体がとりあえずあふれた酸を処理しようとするのである。

胸焼けがあまりにひどいときは、塩基補給の後数分してから、もう一度茶さじ1杯の塩基混合剤か2〜3錠の塩基錠剤を投与するなどして、この酸による症状を鎮めるとよい。

5.1.4 患者に合わせた治療

治療の前提として、前述したザンダー法（46ページ参照）による尿測定を行うことが理想である。それに加えて早朝尿pH値も測定する。この測定も治療管理上、有効である。この測定にはpH5.2〜7.4の試験紙が適している。この試験紙は何社も製品化しているし、調剤製品に添付されている場合もある。

早朝尿は夜間にどれだけの酸が排出されたかを教えてくれる。また、日中に4〜5回採尿すればより正確な結果が出て、酸排出の状態を大まかにつかむことができる。3日間連続して測定を行えればなお良い。この連続測定は、患者がザンダー法による酸塩基測定を望まないときには必須である。

唾液のpH値測定もまた補完的なデータを提供してくれる。

ケルンは酸性尿と脳アシドーシスが疑われる症状（めまい、頭重、昏蒙）のある高齢者に、1日3回、1回につき5ｇのナトロン（Natron＝重炭酸ナトリウム）を水に溶かして食後に服用することを3週間続けるよう勧めている。この間に脳の状態が明らかに改善するか、他の症候が現れなければ、脳アシドーシスがおさまったと考えられる。

この処置法は他の病気——リウマチ、慢性皮膚病、変性疾患など——の患者にももちろん勧められるし、若年者にも適用できる。

長期にわたり医師の管理下で治療を受ける場合、早朝尿pH値は7.5になることが望ましい。この値は血液平衡の目標値であり、腎臓が排泄すべき過剰な酸・塩基が組織に存在しないことを意味している。治療は、酸による症候を完全に消失させることを目的とするべきである。

実際には、服用する重炭酸ナトリウム（Kaiser® Natron、Bullrich Salz®など。105ページ参照）の1日量は、測定した早朝尿pH値によって変わってくる。pH値が7.5より低ければ1日量を増やさなければならないし、上回れば減らすことができる。これを長く続けていくと、患者は経験上、pH値をほとんど測らなくてもうまく服用量を調節できるようになる。

注意 卒中発症前の状態には、できる限り速やかに高容量の重炭酸塩を投与して治療（8～10ｇをぬるま湯に溶かし、胃が空の状態で服用）すべきである。これにより、深刻な後遺障害の発生を減らしたり、完全に回避させられる可能性が高い。激しいリウマチの痛みや狭心症の場合でもこの治療の効果は実証されている。

経験上、尿pH値を望ましい域に導くためには、高用量の塩基投与が必要となる。緩衝が緩慢なときや中断されたときには、pH値はすぐまた酸性域に戻ってしまうものである。このことからも、計り知れない量の酸が体内に存在することが推察される。

診療する立場から触れておかねばならないことは、薬をなかなか飲み込めない人がいることである。塩基調剤は塩味で、薄味のものもあればある程度濃い味のものもある。味には慣れるものだが、それができなければ錠剤のナトロンを服用しなければならない。肝心なことは水分を一緒にとることである。

酸塩基測定で異なった結果が出た場合、常に変化しつづけている生体を測定していることをいつも念頭におくべきである。酸塩基平衡においては、血液、腎臓機能、結合組織の三つが互いに結びついている。しかし、実際に測定されているのは、全血と血漿の塩基緩衝だけで、それに計算で得たICBが加わるにすぎない。腎臓についてもザンダー法で得た平均酸性度指数のみである。しかし私たちの診療現場で結合組織内の状態を測ることはできなくとも、体液診断法（5ページ参照）の基準に沿ってその臨床的評価を下すことは可能である。また、標準化された一つの規準であるオーフス背部痛インデックス（ARSX）に基づいて軟部組織リウマチの痛みと脊椎痛を検証すると、みごとに答えが示される（140ページ参照）。

理論的には酸排出治療を行った後、イョルゲンセンとザンダーそれぞれの測定法による結果に変化が表れないこともあり得る。それはARSXにあてはまる結合組織内の障害が存在することを示している。

医療現場に向けた酸排出治療のための提言

1. 測定
   * 3〜5回の尿検査またはザンダーテスト
   * 3〜5回の唾液検査
2. アルカリ化
   * 食事の転換・断食
   * 塩基ミネラル塩類
3. 排出促進
   * 腎臓の活性化（お茶・水）
   * 腸洗浄（塩類の溶液）

気長に徹底した治療を行えば、全ての値が少しずつ良くなっていくことが、日常の経験で何千回となく示されている。

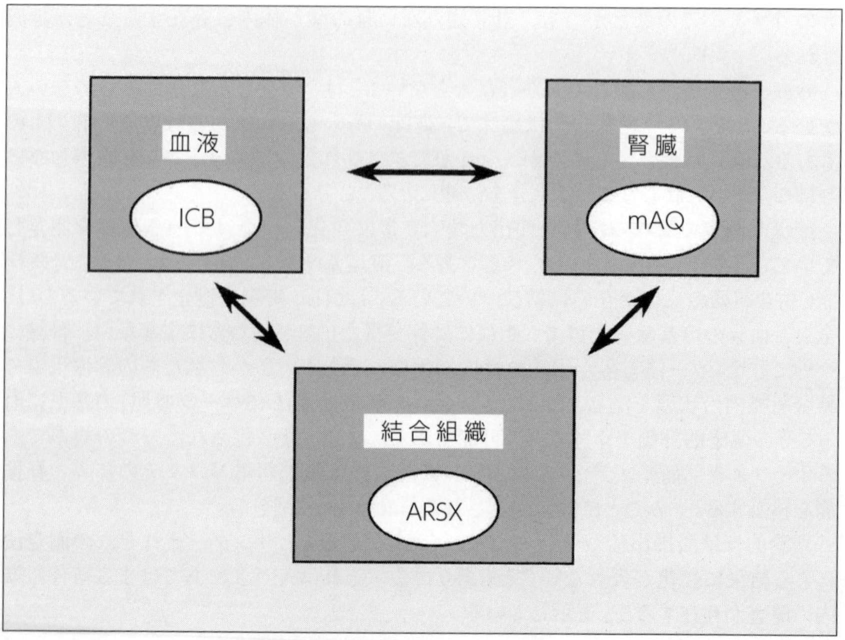

図17 酸塩基平衡における3つのグループ
（ARSX＝オーフス背部痛インデックス、ICB＝細胞内緩衝能、mAQ＝平均酸性度指数）

ホメオパシーの治療を一緒に行えばより効果が出ることが実証されている。この場合は典型的な単剤を用いてもよいし、病態に合わせて処方者が認めた複合剤を用いてもよい。

5.1.5 非経口治療

重いアシドーシスの治療のため塩基を補給するときは、酸塩基平衡を速やかに安定させるため、静脈内あるいは動脈内投与を検討する。疾患の急性増悪時や、酸塩基平衡が大きく損なわれた場合に初期治療として行い、以後の治療においては補完的に経口投与を行うか、経口投与のみの補給に移行する。

経静脈治療と静注

『マイヤー療法下あるいは非療法下の酸過多状態における非経口的塩基補給』という演題は、私が1985年にバーデン・バーデンで催された医療週間で、マイヤー療法医協会員に行った講演の時のものである。そこで私は、14か月にわたり300人の患者に50ℓの8.4%重炭酸ナトリウムを投与した研究を紹介した。ここで示されたのは、薬剤としての重炭酸ナトリウムが、初期の段階でマイヤー療法を施すことができない患者にも効果を生む可能性があるということである。この研究においては、重炭酸ナトリウムは点滴または注射により10mℓと20mℓの2種類の量を投与した。メーカーからは濃度が1.4%、4.2%、8.4%のものが出ており、10mℓあるいは20mℓのガラスアンプルや250mℓの点滴ボトルがある。

注意 塩基の点滴注入（＝重炭酸ナトリウム注入）に使用する溶液の最高濃度は2%である。それより高濃度の溶液は、静脈の耐性を超えるので使ってはならない。

塩基注入の欠点は、自分で調合しなければならないことであろう。またミネラルなど他の物質を添加することはできない。製品としてEu-Ru Med社からEu-Ru Bibag®点滴システムが発売されており、薬局でのみ購入できる。

ヴォルリチェク（Worlitschek）による塩基注入法

NaCl溶液450mℓ　＋8.4%重炭酸ナトリウム溶液100～120mℓ

注入にはトランスフロー・カニューレを使用する。重要な点は、この輸液を体温と同じ温度にして注入することである。冷たい輸液を入れるくらいなら、何もしないほうがましである。

注入時間：約30～45分

耐性の理由から、あまり細い静脈には穿刺しないことと、確実に静脈内に入れることに注意を払わなければならない。この混合輸液では、8～10gの重炭酸ナトリウムが注入されることになる。

経静脈治療の効果

一般的にはしばしば緊張を鎮める効果が認められる。そのほか、口の中に苦味や化学物質の味を感じることもある。ある男性患者はのどのあたりの圧迫感が消え、またある女性患者は常にあった飢餓感がなくなった。この効果は3～4週間持続した。患者は、注入治療を受けた後に開放的な気分になるとよく口にする。頭痛患者の多くは頭痛が完全になくなるか、明らかに緩和される。特徴的なことは、点滴の後非常にのどが渇くということである。重炭酸ナトリウム投与後は、ほぼ例外なく、腸のゴロゴロ鳴る音が聞こえるものである。これは塩基に飢えていた消化器官が即座に反応した証拠である。皮膚病患者の場合でも、明らかにかゆみ刺激が鎮まり、ひどい発疹が良くなったという声を多数聞いている。さらに他の患者の経過については、臨床例ですでに示したとおりである(76ページ参照)。

重炭酸ナトリウムの投与直後、血液は一時的にアルカローシスとなる。体の自律的調整機序が働き、酸基を血液中に押し出す。体は常に余分な酸を外に出そうとするので、最初は過剰な反応が起きることがある。

着火剤としての経静脈治療

もちろん10mℓや20mℓの重炭酸ナトリウム溶液(1～2gの重炭酸ナトリウムに相当)の注射を1本打ったところで、完全に酸過多になっている体を正常に戻すことはできない。しかし、酸性化した部位で硬直してしまったシステムをほぐし直して、正常な状態に向けて働くよう仕向けるための刺激となることは確かであろう。自然療法の別な分野においてもまた、一つの治療で直ちに症状を好転させることは困難である。しかし、一つの刺激が直ちに点火花火に火をつけ、硬直化した生化学的反応を再スタートさせることはできる。1回の塩基注入が血液中の塩基緩衝能を短時間に満たす。すると、それに続いてその緩衝塩基が結合組織中に放出されていくのである。

驚くべきことに、少量の注入でも多様な症状がすばやく緩和される。慢性疾患では、当然のことながら、より時間を必要とする。しかしその場合でも、塩基注入により塩基緩衝能は満たされるはずである。その後に、塩基調剤の経口補給か、適切で徹底した食事療法による経腸的な手段で本格的に治療する。

これまでに多くの臨床医がこの塩基注入治療を行った。本来は重い酸過多状態の緩和が期待されているのだが、塩基注入は食事改善や塩基調剤の服用に代わるべきものではなく、また代われるものでもない。まずは病気の体に塩基を一気に注入して初めの症状を緩和する。そして、生活と食事についてどのような改善が必要になるかを知る手がかりを得るのである。

経動脈治療

両脚に重い血行障害のある患者に重炭酸ナトリウムの動脈内注射を行って効果を上げた例を先に紹介した(89ページ参照)。

動脈内塩基注射
4.2%の重炭酸ナトリウム2～10mℓの投与を勧める。
1回目は患者の反応を見るため2mℓの投与にとどめるようにする。問題がなければ、10mℓまで増量してよい。注射の速度はカルシウム注射と同程度とする。もし1回目の注射で異状（大腿部の圧迫感）を認めた場合は、注射速度を落とすか、生理的食塩水で薄める。プロカイン1%を添加してもよい。

灰色がかったチアノーゼ、または青みを帯びた足が、注射後ほぼ全てのケースですぐにピンク色に変わった。その上痛みは明らかに軽減し、消失した例すらあった。これはプロカインを単独で投与するより効果が高い。さらに目を引いたのは、浮腫が収まった結果として皮膚にしわが出てきたことである。有効物質の取り込みを促進するために、追加的にオゾン酸素混合ガスの注入を行ってもよい（89ページ参照）。

5.2　治療としての食事

20世紀の初頭、すでに栄養学者ベリ（Berg）により酸塩基平衡の重要性が指摘されていたことは注目に値する。彼は食物や嗜好品のミネラル含有量を分類して分析した最初の一人である。そこで彼は人の健康に良い食べ物は、無機塩基よりも、有機塩基の化合物を多く含んでいなければならないことを確かめた。このテーマの基本的な視点を次に紹介し、検討してみよう。

5.2.1　酸性食品・塩基性食品についての考察

酸塩基平衡の観点から食事についてあれこれ発言することは、医学界から厄介視されるだけでなく、自然療法の分野でも議論の種となっている。このテーマについては、1989年にある雑誌の中で、三人の栄養の専門家が『アルカリ性食品は酸性食品よりましか？』という題で論じ合った（Selecta 1989）。

クニック（Bernhard Knick）教授は、塩基性食品という考え方は「ヘイ博士の食品組み合わせ法」が根拠になっているとした。ヘイ博士の推奨する食事法とは、塩基が過剰な食品を80%摂り、生命の維持に重要な「酸が過剰な」乳製品や穀物製品、卵、肉、魚の摂取は20%にとどめることである。クニック教授は、この食事法は今日の科学的認識からも、またドイツ栄養協会の規定に照らしてもバランスに欠けているという。さらに教授は、食物の性質が過酸性であっても過塩基性であっても、滴定酸度と尿pH値はごくわずかに変動するだけであり、血液については、その高い緩衝能が働く結果、pH値の変動はほとんど測定できないという。

確かに過酸性または過塩基性という食物の性質は、一時的に滴定酸度と尿pH値をわずかに変化させるだけである。また、血液のpH値の変動もごくゆっくりである。しかし、「点滴石をも穿つ」と言われるように、もし基本となる逆緩衝が行

われなければ、長い間には全血と血漿の緩衝能の不足が顕在化しアシドーシスになってくる。

シュヴェークラー(Schwegler)博士は、生理学的視点から次のような実態を紹介している。

「動物性・植物性食品をとり混ぜたバランスのとれた食事をしていると、体では過剰な非一過性の酸が作られる。そのとき特にHCl、H_2SO_4、H_3PO_4が問題となる。これらのいわゆる固定酸の大部分は、食品中のタンパク質が分解されるときに発生する。タンパク質は陽イオンでかつイオウを含むアミノ酸からできているからである。これは動物性タンパク質の特徴である。植物性食品はこれに対して弱酸の塩基塩類を多量に含むため、アルカリ性と評価される。機能上の貯蓄能力はたいへん大きく、ひどく偏った食事をしても、腎機能が正常なら酸塩基平衡を保てるほどである。そのため、塩基性の——つまり植物性の——食品の長所は、『アルカリ性のpH値』を生み出すというよりは、むしろビタミンや繊維の量が多いことにあるのは間違いない。」

機能的な貯蓄能力が高いということ、そして腎機能が正常なら、ひどく偏った食事をしても酸塩基平衡を保てるということは、生理学的見地からも全く正しい。ただし、次のような制約がある。

要 点

体はミネラルの備蓄を取り崩すことでのみ酸塩基平衡を維持し続けることができるのである。

バランスの取れた食品を摂っていれば、ザンダーが指摘する重炭酸塩の補給も不要になる。しかしこれは医療現場ではほとんど実現できない高い目標といえる。

ツィマーマン(Walther Zimmermann)博士は要約すると次のように答えている。

「適切な食事によって体の酸塩基平衡に影響を及ぼすことができるという考えは、スエーデンの栄養学者ベリ(Ragnar Berg 1873-1956)にさかのぼる。彼は塩基性食品が必要不可欠であるとし、それによって病気や死を予防しようとした。」

またベリは、長く食べ続ける食品は塩基性であるべきだと言っている。

物質代謝のpH調整は食事だけに依存しているわけではない。呼吸、筋代謝（乳酸)、胃酸分泌、腎機能、体内のミネラルプールといった緩衝系の影響のほうが大きなウエイトを占めている。しかし、偏った食事の影響は、物質代謝のpH反応の中にもはっきり表れてくる。特に尿pH値にその証拠が表れる。また偏った食事は代謝の負荷を増やす。これは肉食だけでなく穀物の摂取にも言えることである。

何年も前に行われたこの食物に関する議論は、2000年代に入っても依然として現実性をもっている。酸塩基平衡をテーマとしたドイツ栄養協会の広報紙11/98(1998

年）から引用した次の文章はそれを示している。

問い：食物によって酸性症になるものでしょうか？

答え：健康で若い大人は、食事が偏っても、酸塩基平衡の調整システムが酸または塩基の過剰を補正して排泄します。ただし高齢者や生理学的に極端な条件、例えば激しいスポーツをする人たちなどはこの限りではありません。

生きるために大切なプロセスを維持するためには、体液（血液・尿）のpH値を意のままにできる確かな生理的環境が必要となる。酸や塩基の余剰分は体細胞からリンパ管系を通って血液に放出される。酸塩基平衡の再生システムは、酸性・塩基性物質の摂取、あるいは体自体がもつそれらの産生・排泄作用によりしばしば大きく変動するにもかかわらず、体内の酸と塩基の割合を一定に保つよう調整している。酸塩基平衡の障害は、呼吸または代謝に起因するものであり、食事と排泄、あるいはそのどちらかによる酸または塩基の過多も原因の一つとなろう。

しかしながら、体は緩衝系をもっており、血液のpH値が変化するとすぐさま能力を発揮する。この体に備わる緩衝系の許容量は健康な人なら非常に大きく、食物が酸塩基平衡に与えるやや偏った過度な影響も短時間で補正してしまう。また中期的には、余剰酸塩基を排泄することにより、緩衝系の再生が可能となる。

酸を産生する食品か塩基を産生する食品かの区別は、酸塩基平衡において重要な意味をもつ栄養素の腸での吸収状態と、体内での代謝状態を基準として行われる。

タンパク質およびリン酸塩を豊富に含む食品（チーズ、肉、穀類など）がもつ、イオウを含んだアミノ酸は酸を多く産生する。ミネラル物質、中でもカリウムの多い食品（果物、野菜、フルーツジュースなど）は塩基を多く産生する。

昨今では、健康な人が食物によってどれだけ腎臓に酸負荷を受けているかを判断する方法がある。普通の食事をした場合、過剰な酸は50～80mmol/日で、自然食品による極端に偏った食事では最大150mmol/日である。慢性的に最大の酸刺激を受けているとき、腎臓の酸排出能力の最大値は300～400mmol/日である。

前世紀末の前後、あまり精製されていない穀物製品や砂糖をよく摂り、果物と野菜の摂取が少ない患者の症候は、体の酸過多に起因すると言われていた。今日ではそのような患者の病因は、ビタミンと微量元素の不足だと考えられている。それでも、多くの自然療法医は今なお酸塩基のコントロールと取り組み、酸を体外に出すことを要求し続けている。彼らは体の酸過多が多くの文明病の一つの原因となっていると考える。しかし、種々の代替的な食事法において酸塩基平衡の重要性は学問的に確立されていない。いわゆる塩基性の（動物性・植物性タンパク質を控えめに、果物、野菜、フルーツジュースを多くとる）食事は、一般的に栄養補給と生物活性物質の補給という長所が知られているが、それ以上に健康にとって有益であるという証拠はない。その理由は、健康な大人では腎臓の酸排出能力が保持されるからである。つまり、血中の酸塩基平衡障害が明らかであれば、間違いなく極限状態（運動選手など）か病気の状態（糖尿病におけるアシドーシスなど）にあると考えられる。

従って、酸性に作用するか塩基性に作用するかで食品を区別することは、健康な若い大人にとっては無意味である。ただ最近、医学文献では、早産児の場合などでの塩基性食品の有益性について議論されている。

年齢とともに腎臓の機能は低下し、腎臓を経由した酸の排泄能力も下がる。腎臓への酸負荷が高い食事を続けていると、高齢になって予備の排泄能力の低下を招き、徐々に血液を軽いアシドーシス状態にしてしまう。現在のところ、高齢者に起こるこの血液の軽度アシドーシスが、病理生理学的重要性を持つかどうかはまだわかっていない。ただ高度な運動能力を求められるスポーツ選手では、塩基性食品が最大運動能力を高めるということができる。

穀類、じゃがいも、野菜、果物をたくさん食べ、肉のような高タンパク食品はほどほどにとどめるというドイツ栄養協会推奨の栄養バランス食は、腎臓の酸負荷を平均値以下に抑えることがわかっている」。

原則論は全くそのとおりである。上述の原則に従って栄養を摂取し、食事のしかたを守り、精神的にある程度の酸塩基平衡状態にあれば、その人は生化学的にも酸塩基平衡状態にあるといえるだろう。またその人の調整器官は与えられた責務を完全に果たしていることになる。しかし、ここには平衡の原則が働く。つまり、片方ばかりに荷が積み重なっていくと、調整器官の排泄能力も重荷を負い続けていくということである。

私の経験では、糖尿病患者の場合、必ず中等度から重度の酸過多状態にあるため、塩基の投与が糖やインスリンの調整に驚くほど良い効果をもたらす。前述の文ではスポーツ選手が例に挙げられているが、慢性病患者のいったい何人がスポーツ選手のような内臓機能を持っているというのだろうか。それより貧血、血行障害、心不全、ぜんそく持ちの高齢患者をこそとり上げるべきではないのか ―確かに病気という種目において能力の高い選手であることに違いはないが―。

彼らはいつも生理的能力の限界のところで生活しているのである。その筋肉組織は、酸素が足りないために、嫌気性の領域で最小限の力しか発揮できない。これらの患者は、すぐにでも酸を排出する必要がある。このような慢性病の患者に塩基を投与（＝酸排出）すれば、高い効果を得られることが私の経験で明らかになっている。

ミュンヘン医学週報の中で、解説者のシュティーフェルハーゲン（Stiefelhagen）は、カルテンバッハ（Kaltenbach）らのメタ分析について次のように述べている。

「食事療法の影響が逆流症には、体重が減るということ以外ほとんど及ばないという可能性を示したこのメタ分析はたいへん印象深い。だからそのような非科学的方法を勧めて患者を悩ますべきではないし、患者もそのような療法を受け入れないだろう。プロトンポンプ阻害薬を用いて効果の高い治療を行う時代に、食養生法のすすめは――減量の目的以外には――何の根拠も持たなくなっている。」

この論評は、現在の食、特に食物に関する酸と塩基の重要性に対する考え方を反映している。

同じようなテーマが第112回ドイツ内科学会で議論された。一つ『タンパク質の摂取制限をめぐる論争――腎臓病患者への食事制限は不要か？』というものであり、他にも『腎不全患者の低タンパク食――苦役かそれとも有効な治療か？』というものがあった。

これらの例は変わらない問題性を示している。どんな病気にも薬があり、腎不全には透析という手段もある。今の患者がこれ以上望むものは何だろうか？保険組合との値引き契約により、患者に最も安い薬が渡されるとき、その裏で犠牲となるものがある。患者をじっくり観察すれば、この安い薬は、本来の治療目的に対する効用より副作用のほうが大きいのではないかという疑問がおのずとわいてくる。

腎機能が停止した場合、タンパク質の老廃物である尿素、クレアチニン、尿酸の排泄が限界に達するかまたは不十分であるとき、血圧が上がり、アシドーシスとなるというのが事実である。

5.2.2　食についての注意点と根本的誤り

要 点

栄養の摂取はエネルギー（＝食物）の供給と全くイコールではない。そのとき体に備わっている総合的な消化能力を含めた栄養摂取を考えねばならない。

栄養摂取←→食物×消化能力

マイヤーが指摘する食事のしかたの根本的誤り

- 早食いする
- 食べすぎる
- 食事回数が多い
- こってりしたものばかり食べる
- 夜遅く食べる
- タンパク質を摂りすぎる
- 水分をあまり摂らない
- 絶食期間を設けない

ここに挙げた根本的誤りは、紛れもなく今日の私たちの食事の誤りそのものである。食事についてのこれらの誤りや注意事項が指摘しているのは、良い食材を使って巧みに調理されたすばらしい料理も、全く逆の効果を生みかねないということである。このような食べ方をすれば、どんな料理も生化学的に適切・適時に消化されないからである。詳しくはマイヤーとラウフの研究論文、およびラウフとP.マイヤーの共著を参照されたい。

食事においてはそのバランス、緩衝系の働き、それにミネラル物質の総量の三つの組み合わせが重要である。

私はここに従来の古典医学と生物学的医学の重要な交点があると考えている。一方は、厳密に学問的な意味において、消化作用の影響が及ぶファクターだけに目を向けているが、他方、マイヤーの考え方は、胃腸領域での問題もさることながら、全身で起こる問題までも明らかにしている。

私は診療でよく次のような話をする。「栄養バランス食しか摂らないと自慢しつつ、それを手当たり次第にがつがつ食べる人よりも、精白粉で作った団子が添えられたローストポークをゆったりした気分の中で残さず食べ、料理をじっくり味わう人のほうがよほどましだと思うのですよ」。空腹のあまりせかせか、がつがつ物を食べると体に良くないことは、だれもがきっと感じたことがあるに違いない。

工業技術の一例を引いてみよう。ひどく汚れた点火プラグ、べとべとのシリンダー、古く真っ黒になったオイル。そんな車に最高級のハイオクガソリンを入れても何の役に立つであろうか。いくらたくさん給油したとしても、この車は飛べない鴨同然だ、と運転手を嘆かせるのが落ちであろう。それよりも、新しい点火プラグ、きれいなシリンダーヘッド、新しいオイルを備えた車なら、レギュラーガソリンで非常に良い走りをするものである。

この例えは人間に置きかえることができる。たとえ最高の食品であっても、正しく加工されていなければ何の意味ももたないのではないだろうか。ローフード（生食）の信奉者が比較的少ない理由は、食品の種類が多いわりに調理法が単純なため、万人に好まれる食事になりにくいからである。

また、果物だけを食べれば、一時的には非常によく老廃物が排出されるだろうが、長期間続けるにはふさわしくない。その上、もし何百万人もの人がいっぺんに果物や南国フルーツばかりを食べようとすれば、供給が追いつかなくなるだろう。いろいろなエンジンにはいろいろな合成燃料が必要になる。そのため、偏った食事法が長期にわたって広く普及することはなかったのである。

5.2.3 酸塩基平衡の観点からみた食物

正しい食事の問題、つまり食物については、すでに多くの本に書かれている。以下に紹介する文献は、そのごく一部である。

Bircher-Rey u. Rumber 1990、Juchheim u. Poschet 1992、von Körber et al.

2004、Lemann et al. 1996、Rauch u. Mayr 2006、Waerland 2001、Walb et al. 1996、Weiss 1994

要 点
食物は、人体がその強化と維持に必要とする全ての栄養素を十分な量含んでいなければならず、その組成は、人体がその組成物質を吸収し、余剰物と分解物を適時に排出できるようなものになっていなければならない(Abelow et al.)。

私たちが食べる物は、次の3つのグループに分けられる(Bircher-ReyとRumber, Rauch)。

- 酸を供給または産生するもの
- 塩基を供給または産生するもの
- ほぼ酸塩基のバランスがとれているもの

この考え方に先の要点で示した内容(123ページの囲み参照)を活かしていくためには、体は最善の消化能力が発揮できるバランスのとれた酸塩基状態を必要とする。残念ながら今日の食生活において、その平衡状態は酸性の方に傾いてしまっている。これは健康な人の食事についてもいえることだが、なお深刻なことに、病気の人たちにおいても状況は同じである。

129ページの食物の酸塩基度を示した表は、食品がそれぞれどこに分類されるかを示している。

食物の酸

食物の酸は無機酸と有機酸とに分類される。

無機酸(鉱酸)とは

- 塩酸
- 硫酸
- リン酸
- 硝酸

無機酸は塩基性に作用する元素(カルシウム、カリウム、ナトリウム、マグネシウム)と化合し、尿酸塩の形でのみ排泄される。

有機酸の中では、タンパク質が分解されて生じるアミノ酸が最も重要なグループである。これらは、酸塩基平衡においては別な役割をもっている。フルーツジュースを例に挙げてみよう(AlpernとSakhaee、Bircher-ReyとRumber)。この酸はすっぱい味がするが、決して悪い作用はもたらさない。フルーツ酸を多量に含んだ果物は、高度の塩基運搬体である。生化学的には、フルーツ酸は物質交代で二酸化炭素と水になる。二酸化炭素が肺から呼気とともに吐き出されると、塩基は自由になり、いつでも中和できる条件が整う。フルーツ酸のこの間接的な塩基供給作用は、従来から確かなことと考えられていた。しかし、今では新しい解釈がなされ、もはやこの考え方が通用しなくなった。フルーツ酸を投与した時点ですでに口腔内で中和のための塩基の消費が始まる。それは濃縮したフルーツ酸を摂取した後、歯の表面が荒れた感じがするのですぐわかる。フルーツ酸がミネラルを奪うからである。

腎臓の潜在的酸負荷(PRAL: potential renal acid load)を算定するときは、次の要素が考慮される。

- 食品中のミネラルとタンパク質の割合
- 腸から取り込む栄養素の平均量
- イオウ代謝
- 腎臓からの有機酸の排泄

このPRAL値(飲食物の毎日の合計摂取量に有機酸の排出見込み量を算入して得る)を用いて酸の純排出量が算出できる。この算出法により、尿中の酸含有量に与える食事の影響をかなりの程度推測できるようになった。ただし、この推定の酸排出量は、あくまでも試験管内の値であり、生体内で起こる変動の全てを考慮しているわけではない。この規準を基にして、目ざす尿pH値を得るために必要となる酸排出量を確定することができる(表17)。

酸を産生する食品

酸を産生する、あるいは塩基を奪う食品とは、ビルヒャー-ライ(Bircher-Rey)によれば、自分では無機酸とならないにもかかわらず、その代謝過程で塩基成分が排出され、破壊され、あるいは大幅に変化して酸性化する食品を指す。そのため、体内では塩基貯蔵庫から否応なく塩基が放出されてしまう。

私たちが日常口にする食品の中で、塩基を奪う最も危険な食品は次のとおりである。

- 白砂糖
- 精白粉とその製品
- 固化・精製された油脂類
- 人工飲料(コーラ)・甘い炭酸飲料

全粒穀物もまた酸過剰であるが、製粉されたものよりはその量が少ない。含まれているミネラルが緩衝作用をもつからである。ただ、挽きたての全粒穀物から作られた粥は、一晩寝かせている間や腸に入ってからさらに発酵が起こるため、酸を供給する食品となる。

塩基性食品

塩基性食品はミネラル塩基の形で過剰塩基をもっている。これらは鉄、カリウム、銅、マグネシウム、ナトリウムのようないろいろな成分の酸化物である。その中でも重要なものはカルシウムである。

塩基は直ちに体から排泄されるため、塩基過多による危険はない。P.マイヤーの著書およびラウフとP.マイヤーの共著は、実用的な料理本として特に薦めたい。その中から塩基性スープの作り方を次に紹介する。

アルカリスープ

● 材料

野菜（季節のものをとりまぜて。ジャガイモ、セロリの芯、フェンネル、パセリの根など）500〜700g、にんにく　1片、たまねぎ　1個、月桂樹の葉　4枚、クローブ　3個、ビャクシンの実、ナツメグ、塩

● 作り方

上記の根菜類をたわしを使って流水でよく洗い、小さく切って深鍋に入れる。水を注ぎ入れ、約20分間沸騰させずに煮出し、裏ごしする。このスープはそのまま飲んでもよいし、他の料理のベースにしてもよい。

経験的にオート麦とスペルト小麦の粥は、十分に挽きたて全粒粥の代わりとなるものである。ごく短時間煮立たせ、発酵させてしまうことで、この穀物料理の酸度が下がるのである。

表17　レーマーとマンツ(Remer, Manz)による食品とその腎臓への潜在的酸負荷(PRAL mEq/100g)の概算値

塩基過多	mEq/100 g	酸過多
● リンゴジュース ● コーヒー ● ミネラルウオーター ● ビール、赤ワイン、白ワイン ● ナス、カリフラワー、ブロッコリー、チコリ、緑豆、ジャガイモ、にんにく、サラダ菜、パプリカ、きのこ類、ラディッシュ、芽キャベツ、サワークラウト、大豆、トマト、ズッキーニ、たまねぎ ● パイナップル、リンゴ、梨、イチゴ、グレープフルーツ、桜桃、メロン、オレンジ、桃、ブドウ、レモン ● ヘーゼルナッツ ● マーガリン	1〜5	● 小麦パン、ライ麦パン、プンパーニッケル、白パン ● パウンドケーキ ● ソバ、とうもろこし ● 精白米 ● ライ麦粉 ● 卵白 ● 牛乳、無添加ヨーグルト、クリーム、生チーズ、軟質チーズ ● えんどう豆、レンズ豆 ● アーモンド ● チョコレート ● バター
● ノヂシャ、ルッコラ ● フェンネル、ケール、コールラビ、セロリ ● 黒スグリ ● バジリコ、アサツキ	5〜10	● グラハムパン、ラスク ● コーンフレーク ● アマランサス ● キビ、小麦粉 ● 卵麺、スパゲッティ ● 鶏卵 ● ビアシンケン(ハム)、セルベラート、ソーセージ ● 鶏、子牛、子羊、牛、七面鳥 ● ニシン、タラの切り身、サケ、ザンダー ● ピーナツ、ピスタチオ、クルミ
● ホウレンソウ ● パセリ	10〜15	● カマンベール、カッテージチーズ ● コンビーフ、ガチョウ、サラミ ● オートフレーク ● 玄米
● 干しイチジク	15〜20	● 硬質チーズ ● イエウサギ ● カニ
● 干しブドウ	20〜25	

砂糖、オリーブ油、ひまわり油、ケフィア、無炭酸のミネラルウォーターはPRALが0である。

オート麦とスペルト小麦の粥

● 材料

有機栽培のオート麦とスペルト小麦　各スプーン$1\frac{1}{2}$

● 作り方

材料を製粉機で粗く挽き、鍋に入れて2カップの水を加え、かき混ぜながらひと煮立ちさせる。そこに小さく切った果物、レーズン、ナッツなどを加える。

オート麦について

オート麦には、通常のでんぷんだけでなく、転化産物としての炭水化物が含まれている。これは腸で吸収されやすい。その他に水で容易にふやけ、粥状になる炭水化物も含んでいる。さらに果糖から生まれ、人体でインスリンの関与なしに利用される炭水化物も含まれている。オート麦の脂肪組成はコレステロール代謝の負荷を軽減する作用をもっている。また、オート麦はタンパク質を多く含み、微量元素の割合も理想的である。オート麦を食べれば肉体的にも精神的にも能力が向上し、無気力や抑うつは自然に解消する。

スペルト小麦について

ヒルデガルト・フォン・ビンゲン（Hildegard von Bingen　訳者注：中世ドイツの修道院長。多方面に才能を発揮し、薬草学にも通じていたという）は、スペルト小麦を最高の穀物であると言う。スペルト小麦食は、食事に起因する健康障害を解消する塩基食である。スペルト小麦は健康な体の維持に不可欠な元素であるタンパク質、脂肪、炭水化物、ビタミン、ミネラル（主要元素と微量元素）だけでなく、生長物質と細胞栄養物質も含んでいる。

食物の酸塩基価

次に示す食物の酸塩基価リストは、日常の生活や買い物に重要な基礎食品を簡単に一覧したものである。これらの食品の8割は塩基性か中性であり、酸性ないし酸性化する食物が占める割合は2割以下である。表17（128ページ参照）と比べると多少異なる点があるが、それは尿に表れる腎臓の酸負荷値を、実験技術的に立証された測定方法を用いて得たためである。そのため、体内で起こっている消化過程の全てが把握されているわけではない。

食物の酸塩基価リスト

● **酸を供給・産生する食品**

酸を供給するもの

＊卵（卵白が酸過多、卵黄は塩基性）
＊ピーナツ
＊酢、からし
＊魚
＊肉、鳥肉、モツ（肝臓、腎臓、脳）、ベーコン、野獣の肉、ソーセージ
＊肉のブイヨン
＊豆類、芽キャベツ、アスパラガス
＊チーズ、カッテージチーズ
＊炭酸の強い飲み物、スパークリングワイン
＊全粒穀類（中でもスペルト小麦、オート麦、キビは酸の供給量が最も少ない）
＊牛乳とクリーム（酸の供給量はわずか）

酸を産生するもの

＊安価なサラダ油、固形油脂、精製油脂、低質なマーガリン
＊工場生産の砂糖、焼き菓子、チョコレート、甘いトルテ類、菓子類、アイスクリーム、麺類など練り粉製品、精白粉製品、ラスク
＊殻を取り研いだ穀物、研いだ米、白っぽい色のパン
＊レギュラーコーヒー、甘い炭酸飲料、アルコール

● **塩基を供給する食品**

＊葉物野菜、実野菜、野菜スープ、アーモンド、果物（乾燥果物を含む）、根菜
＊ジャガイモ
＊香草類（クレソン、マジョラム、パセリ、ローズマリー、サルビア、アサツキ、タイム）
＊野草類（イラクサ、タンポポ）
＊無炭酸のミネラルウォーター

● **酸・塩基のバランスがとれている食品**

＊バター、天然の油脂
＊水
＊酸を供給・産生する食品と塩基を供給する食品の組み合わせ

5.2.4　腸洗浄と断食療法

日々の診療や断食講習から得た良い結果に基づいて、私は「体験コース」というべき短期の断食を提案している（133ページ参照）。断食経験者には物足りなく思えるかもしれない提案ではあるが、断食は問題を生む可能性を含んでいる。初めて体験する人は、自発的な断食であるがゆえに、今までにない体の状態を経験することになるだろう。

私はマイヤー療法医として、この他にマイヤーの考え方に基づいた解毒療法を示した（134ページ参照）。この療法の最も重要な要素は夕食を抜くことである。これは徹底した治療法であり、独自に考案したものである。

十分に緩衝作用が働いたとき、断食の後も血液検査の結果に変化がみられないこともある。しかし、組織からは大量の代謝スラグが排出されたはずである。

腸洗浄と断食療法（マイヤー法によるものを含む）では、必ず酸の移動が起こる。従って、治療効果を上げるには意識的に緩衝を起こすことが非常に重要となる。血液と組織間の平衡状態を計測することは技術的に困難であるが、快復の経過からそれを体液病理学的に推測することは可能である。

そこで、その食事法や治療法が次のどれにあたるのかを区別しなければならない。

- 代謝スラグを掃除するもの
- 代謝に影響しないもの
- 代謝に負荷を与えるもの

> **要　点**
> マイヤー自身はSchonung（養生）・Säuberung（除去）・Schulung（訓練）という原則を挙げている。そこにもう一つSubstitution（補完）という原則も加えるべきである。

Schonung（養生）：断食、あるいはマイヤーの提唱するミルクダイエットなどの徹底的な食養生により、腸を一時的に休めることで腸の再生をはかる。この養生法はいつでも実行できる。夕食を抜くこともその一方法である。

Säuberung（除去）：等浸透圧の苦味塩溶液を朝の空腹時に飲む。これにより腸が洗浄され、自浄作用が活性化される。

Schulung（訓練）：健全な食事法に立ち戻る。とりわけよく噛むこととゆっくり食べることを重視する。

マイヤーが示したこの「3つのS」に私は4つめの「S」を付け加えたい。それがSubstitution（補完）である。酸を緩衝するため、体に塩基物質を供給するように意識的に努力すべきである。そうすれば酸は体外に排出され、体内の塩基の蓄えが再び十分になるのである。

これに関連して私は、数ある評価の高い療法の中にあって、マイヤー療法がもつ独自性を強調したい。マイヤー療法といっても、お茶による断食法からミルク・ゼンメル（パン）食事療法――添え物をつける場合とつけない場合がある――、緩やかな排泄促進食事療法まで、いくつもの方法がある。そしてこれはだれにでも行えるスタンダードな療法ではない。それどころか、医師の診察に基づいて、患者に合った個別のプログラムが組まれるものである。そうすることでこの療法の格別な効果が現れるのである。

ヴィンクラー（Winkler）は、その論文『医療管理下での断食による細胞の再生と機能の改善』で、マイヤー療法の有効性を科学的に立証した。

この論文では、生物由来のアミンの減少を手がかりに以下の作用が推論された。

- タンパク質代謝の負荷軽減
- 代謝パラメータ（コレステロール、総タンパク、スペルミジン）の正常化
- 体重の減少
- 細胞の老化プロセスの減速
- 腸内の免疫系が与える好影響

断食療法と解毒療法についての私の解説内容は日常の診療で実証されている。次に紹介するヴァルトキルヒナー・断食用スープもすでに多くの人に好んで口にされてきた。

ヴァルトキルヒナー・断食用スープ

● 材料　4人分

生のジャガイモ100 g、ニンジン200 g、セロリ100 g、ネギ100 g、水　1.5 ℓ、マジョラム、キャラウエーシード、タイム、海塩、サワークリーム　大さじ3杯、香草（パセリ、アサツキ）　茶さじ2杯

● 作り方

根菜類を洗い、大きめに切る。ジャガイモは皮をむいてさいの目に切り、根菜類と合わせて鍋に入れる。水を注ぎ、約20分弱火で煮る。火をつけてから10分ほどしたらマジョラム、キャラウエーシードを入れ、必要に応じて海塩を加える。でき上がったらミキサーで細かくするか、裏ごしして、みじん切りにした香草を上から散らす。

● 食べ方

小さなスプーンで食べる。一口ごとによく噛んで唾液と混じるようにする。古くなったライ麦パンを添えてもよい。

断食療法

断食とは、旧来から行われている自発的かつ時間的制限のある絶食である。厳密に言えば、食べ物は摂らず、水分のみ、それも主にハーブティー、野菜スープ、それに大量の水を摂ることである。数千年来、次の二つの理由から断食は行われている。一つは宗教上の理由、もう一つは急性・慢性の病気を治すためである。動物は病気になるとじっと引きこもって何も食べなくなる。子どもも高熱を出すと本能的に食べ物を受けつけなくなる。無理やり何かを食べさせようとする母親よりもよほど賢い。

断食の効果が実証されている疾患は次のとおりである。

- 高血圧
- 冠動脈性心疾患
- 2型糖尿病
- 痛風
- 関節の刺激痛
- 肥満
- 上腹部の疾患（胆嚢・胃・膵臓の刺激性炎症）
- 慢性腸疾患
- 抵抗力の低下に伴う急性感染症
- アレルギー疾患

断食を実行するにあたって、私はだれもがそれなりの決意をもって最後までやりとおすことができるような治療フォームを提案している。それは1日用、2日用、3日用、それ以上の日数用のものがある。

断食方法の提案

- 朝、空腹状態のときに、パサージェソルト茶さじ2杯、または苦味塩茶さじ1杯に250㎖のぬるま湯をゆっくり注いだものを飲む。
- 朝・昼・晩にコップ1杯の野菜ジュースを一口ずつゆっくり飲む。小さなスプーンでゆっくり一さじずつ飲むとなお良い。
- その合間に水とお茶を大量に（1日2～3ℓ）飲む。例えばオート麦の青葉のお茶や香草ミックス茶である。フルーツティーは飲まない。午前中に既製か自家製の野菜スープを飲む。
- 好みにより午前と晩にAlkala茶さじ1杯、Basica®茶さじ3杯、Bullrich's Vital錠3錠を水に溶かして飲む。

これらの期間は特別なことをしないで、体が弱っていると感じたら休養する。成功を祈る！

解毒療法

- 毎朝、空腹状態のときに、茶さじ1杯の苦味塩か茶さじ2杯のパサージェソルトを入れたぬるま湯250mℓを飲む。
- 30分以上たってからオート麦（＋スペルト小麦）の粥で軽い朝食をとる。噛む効果を高めるため、硬くなった小さなパン切れ（種類は好みで）を唾液と混ぜるように食べる。それから小さなスプーンで1杯の粥を口に入れるようにする。
- 約5時間後に一般的な軽食か野菜スープ1皿の昼食をとる。スープには噛む効果のために硬くなったゼンメルやミッシュブロートなどの小さなパン切れを添え、パン切れを噛んでから野菜スープを小さなスプーンで1杯口に入れる。その満腹作用には驚くことだろう。
- 晩：フェンネル、エゾツルキンバイ、シナノキの花、メリッサ、サルビア、いずれかのお茶1杯につき茶さじ1杯のはちみつを入れ、一さじずつ飲む。
- 食べるときは、噛むことと唾液と混ぜることに最大の注意を向ける。少なくとも一口ごとに50回噛む。数えること！噛めば噛むほど、そして唾液とよく混じるほど治癒が早まる。
- のどの渇き、飢餓・空腹感、吐き気があるとき、またそれらがないときでも、毎日上記のハーブティーか水を飲む。飲む量は1日2～3ℓ特に塩基を摂ることが大切。下記参照）。
- 可能なら昼食前に体を休めるか、30分ほど腹の上に湯たんぽをのせ、横になる。
- 朝、1分間、体をくまなく乾いたブラシでこする。その後熱いシャワーと冷たいシャワーを浴び、さらに温かくなるまでしっかり乾布摩擦をする。

塩基浴（1週間に2回）：体温ほどのお湯を張った浴槽に約100g（一つかみ）の重炭酸ナトリウム（Bullrich Salz®など）を入れて入浴する。1時間入れば特に高い酸排出効果が得られる。その後石けんをつけてよくブラシでこすり、シャワーで流し、30分から1時間休養する。

- 夜はできるだけ早く、遅くとも10時までに休むようにする。湯たんぽを腹の上にのせて寝る。
- **禁忌または制限事項**

＊レギュラーコーヒー
＊砂糖（菓子類、チョコレート、ケーキ）
＊果物（シロップ煮、ジュースも含む）
＊脂肪が多く消化の悪い食べ物
＊アルコール
＊ニコチン
＊医薬品（生物薬剤を除く）

これら嗜好品が体に良くないことは、だれもが断食やこの集中食事療法を行っているときに気づくであろう。療法を始めればすぐに学習するはずである。

- この療法中は、Alkala、Basica®、Bullrich's Vital、Satyrin® Basentrankなどの塩基ミネラル塩類を欠かさず摂る。尿pH測定値が1日1～2回、7を示すように服用量を決める。

5.2.5　酸塩基平衡と乳酸を含む食品

これまでの指摘から、塩基性pH値を示す食品が理想だということになるが、ここでもっと重要なことを指摘しておきたい。それは、生化学的消化作用への注意を忘れてはならないということである。

乳酸を含む食品の意義についてマッツキースとユルゲンス（Matzkies, Jürgens）は次のように述べた。「酸を摂ったからといって必ずしも生体に酸負荷が生じるとは限らない。フルーツ酸も乳酸塩も物質交代で酸化され、その際にアルカリ化作用を発揮する。アニオンがプロトンを伴って燃焼するからである。フルーツジュースの食事療法上の長所は、このアルカリ化作用に起因するものかもしれない」。

このアルカリ化作用は、結局のところ摂取量の問題でもある。フルーツジュースを摂りすぎれば腸内での過剰発酵を招くことになるからである。

Brottrunk®（ブロート・トゥルンク）

Brottrunk®による緩衝についてはすでに述べた（100ページ参照）。フェルスター（Förster）は、この飲料が健常者の酸塩基平衡に影響を与えないことを確認している。

缶入りBrottrunk®は、自然農法で育てた穀物（小麦、ライ麦、オート麦）を使って特別にこの飲料用に焼かれたパンを細かく砕き、わき水とともに大きな発酵タンクに入れて作られる。酸素を遮断すると、自然に発生した乳酸菌（ラクトバチルス属――ラクトバチルス・ロイテリ菌）が発酵を始め、その発酵は数週間続く。ラクトバチルス属は、パンの炭水化物からまず糖を生成し、中間産物であるピルビン酸を経て乳酸を生成する。つまりパンが発酵すると乳酸、香り、炭酸ガスが増える。その一方で炭水化物の量が減る。

この飲料に含まれる乳酸は殺菌作用をもつようである。それが口腔内の感染に対して自然な予防効果をもたらし、急性赤痢の治癒を促す。この乳酸はさらに肝臓を活性化して酸の滞留を解きほぐす可能性をもっている。また心筋も本来のエネルギー供給源として乳酸を必要としているが、同時に、十分な酸素の供給が生化学的転化に必要不可欠である。

腸内および経腸での作用は、典型的なプロバイオティクスにより説明できる。この微生物は病原菌を殺し、消化管の中に再び新たな共生者を住まわせる。炎症部位に与える調整と治癒の効果は、消毒、静菌、殺菌、静ウイルス、抗真菌の作用に由来するものである。

適切な量のミネラル物質、ビタミン、アミノ酸、乳酸菌に加えて、とりわけパン酵素の働きによって解毒、浄化、活性化、炎症抑制、調整の効果が生まれるのである。

このことからヴェーナー（Wehner）は、2005年のドイツ補完医療学会で、Brottrunk®がさまざまに活用されたとしても不思議ではないと述べた。例えば抗加齢の分野、さらにはがん予防、皮膚病、胃腸病、婦人科的疾患などの改善に働き、一般医学、歯科学、呼吸器学、リウマチ学、免疫学の領域でも活用が期待できるという。

5.3 炭酸水素ナトリウムの薬理的評価

私の同僚の一人が、ザンダー法に従って塩基散薬を処方した時、不運なことに副作用を起こさせてしまった。彼は連邦保健局を通じてある薬理学者の見解を受け取った。次にそれを引用する。

「制酸剤としての炭酸カルシウムと炭酸水素ナトリウムについての見解：炭酸水素ナトリウムは吸収性の制酸剤であり、代謝性アルカローシスの危険性、ならびに胃腔内で不快な炭酸ガスが発生するという理由により、現在は使用されていない。今回のように炭酸水素ナトリウムと炭酸カルシウムを同時に投与すると、特に不都合な作用が生じる。その投与量からも、かつていわゆるシッピー療法との関連で観察されたミルクアルカリ症候群の発現が予想される(Orwoll)。

カルシウムイオンと吸収性制酸剤の同時投与は、高カルシウム血症とアルカローシスを引き起こす。ミルクアルカリ症候群で発現するアルカローシスは、腎臓での重炭酸塩排泄を抑制(糸球体濾過値の低下、尿容量不足からくるNa排泄濃度の増加、副甲状腺ホルモンの分泌低下)する高カルシウム血症が同時に起きた結果である。一方、アルカローシスは腎臓のカルシウムイオン排泄を抑制するので、高カルシウム血症が助長され、悪循環となる。腎臓の作用と副甲状腺ホルモンの分泌低下が原因となり、さらに高リン酸血症が起こることになる。今回のようなケースにおいては、リン酸一水素ナトリウム12水和物の同時投与によって、この症状はさらに強まると思われる。高カルシウム血症、アルカローシス、高リン酸血症は腎石灰化を招き、ひいては腎不全を引き起こすものである」。

私は、我々の経験に基づいてこれに反論したい。炭酸水素ナトリウムは吸収性の制酸剤であるがゆえに使われるのである。確かに一時的には、従来の定義づけによれば代謝性アルカローシスが発現し得る。つまり、純粋なpH変動が7.5を超える状態になる可能性はある。しかし、緩衝能を満たすということこそが肝心である。加えて、全血と血漿の緩衝能を塩基性域にもっていくために、ふつうは大量の重炭酸ナトリウムを必要とする。従って純粋な代謝性アルカローシスの危険性はない。胃腔内に炭酸ガスが発生する点については、次のことを指摘するにとどめておこう。患者の多くはどのみちおくびを出すわけである。腹がふくれたときにおくびが出れば、良くなったと感じるはずであり、これも治療の効果といえるのである。

重炭酸ナトリウムと炭酸カルシウムの組み合わせも不適切とはいえない。見解では、ミルクアルカリ症候群という形で起こる合併症の可能性という極端なケースをとり上げている。ましてシッピー療法は1912年のものであり、残念ながら現代と当時の人の酸塩基平衡とを比較することには無理がある。

シッピー療法は純粋なミルク療法であり、当時は胃潰瘍で効果が認められた

(Schmidsberger)。0.5～1.0ℓの牛乳と0.5～1.0ℓの乳脂を混合したものを毎日、少量ずつに分けて摂取することを数週間続けるというものである(Rauch, Mayr)。それ以前にもロシアの医師カレル(Karell)が循環器病患者にミルク療法を行った。その療法では100mlの牛乳が5回与えられ、それに卵1個とラスク2切れが追加された。これは現在では行われていない療法であり、それに伴う危険ももはやないのである。

5.4　アシドーシス治療における費用の比較

保険改革法と引き締め措置の計画に対する議論においては、治療コストの見直しも避けて通ることができない。

もし飽食をやめ、美食の機会が相当程度減るとすれば、食事の切り換えを徹底しただけでも、持続的なコスト節減になるだろう。

現在、市場でどんな調剤が売られているかは、治療者のだれもがすぐに把握できることである。ここ数年の間に、ジェネリック医薬品市場を通じて酸ブロッカーの価格は下落し、塩基ミネラル調剤の価格とほぼ並ぶまでになっている。

アシドーシス薬は何といっても価格メリットの他に、酸ブロッカーとは対照的に、本当の原因治療をするという計り知れないメリットをもっている。すなわち病気の症状を取り除くだけでなく、病気の発生原因とたたかうのである。これは人体の細胞全てでいえることである。病気は酸過多以外の原因でも起きるだろうが、塩基薬剤を投与すれば、病気の経過はより穏やかになり、回復が早まるであろう。

H2ブロッカーとそのプロトンポンプ阻害薬への発展について、酸塩基平衡の視点からコメントを付け加えたい。これらは確かに先駆的な薬剤であり、急性の病態に対する初期治療において決定的な助けとなり、痛みの緩和をもたらすものである。だからこの薬を使わないことは倫理に反するといえるかもしれない。しかし、これらの薬剤自体が、胃疾患のもつ問題を完全に見過ごしている。すなわち胃では、酸産生と並行して重炭酸塩が産生されている。好塩基性器官を適切に管理するために、これが壁細胞を覆うのである。ホリスティックに、しかも酸塩基平衡の面から考察すると、酸ブロッカーによる胃疾患の治療は、ごく少数の例外を除いて、コストの高い、治療上のニヒリズムということができよう。

6　ヒトでの臨床試験

本書では、酸塩基平衡の重要な背景とともに一連の臨床例を挙げ解説してきた。しかしこれらの測定結果から経験的なデータを推し量ることはできない。以下に示した調査研究は、塩基ミネラル塩類または塩基混合剤の摂取のために、統計的に集計したものである。

同一基準の食事条件下において塩基性ミネラル塩が人体器官に与える影響

ランスにある再生研究所とインスブルック大学統計研究所のヴィタセクら（Witasek, Traweger, Gritsch, Kogelnig, Trötscher）は、同一基準の食事条件下で、マイヤー療法の考えに基づいて患者を検査した。以下はその研究の抜粋である。

「この研究の目的は、酸塩基理論に期待されている塩基性ミネラル塩類（重炭酸ナトリウム、炭酸カルシウム、炭酸マグネシウム、クエン酸カリウム、リン酸ナトリウム）のヒトの臓器にもたらす積極的効果を、同一基準の食事条件において、マイヤー療法の考えに基き調査することにあった。

1. 細胞内塩基緩衝能、つまり物質交代で発生する酸、あるいは食物摂取によって取り込まれた酸を緩衝系で中和する能力は、酸塩基平衡において重要な測定項目の一つである。試験群では対照群に対してこの緩衝能が著しく改善した。もともと酸過多状態にあった患者を潜在性組織アシドーシスから快復させるには、塩基・ミネラル混合剤の力を借りるしかない。低カロリーの食事を摂っている間、初めの数日は、ほとんどのケースで倦怠感、嘔吐、頭痛、筋肉痛、めまい、無気力といった断食クリーゼを伴う断食アシドーシスが起きた。これらのクリーゼは、塩基性ミネラル塩類の補給で発現頻度が大幅に減るか、程度が著しく緩和した。これは、減量を伴う食事療法においては、塩基性ミネラル塩類の摂取が、負担を大きく減らすことを意味している。
2. 特にアルコール摂取量が多く運動量の少ないリスク患者群では、血漿フィブリノーゲン濃度を大幅に下げることが、高血圧症や梗塞のリスクを伴う冠動脈性心疾患と卒中リスクを伴う脳虚血に対する真の予防法となる。フィブリノーゲンは凝固因子であるだけでなく、とりわけ赤血球の凝集にも大きく関与している。その結果、赤血球塊（「連銭形成」、「血液泥化現象」）が作られれば微小循環を大きく阻害する。微小分子の濃度上昇により血漿粘性も高まり、血液循環を維持するために、総体的に高い血圧が必要となる。高血圧と赤血球凝集、赤血球のアシドーシス性凝固が組み合わさると、神経系や心臓のような酸素を多く必要とする組織にとって非常に大きな危険因子となる。
3. 関節・四肢の痛み、腰痛、筋痙攣、頭痛などと合併する運動器官の典型症状は、塩基・ミネラル散薬の摂取で著しく改善した。この驚異的な症状の緩和には、当然、血行障害や慢性的な筋痙攣・炎症で起きるアシドーシス性疼痛とのたたかいが大きくものをいう。そのため、補助的な塩基治療はこのような整形外科的症状にも適している。

4. 疲労・消耗、睡眠障害、集中力の欠如、記憶力の低下といった特徴で代表されるストレスへの適応性は、塩基性ミネラル塩類の摂取によって大きく改善させることができた。この点も、現代においては大きな意味をもっている。なぜなら、日々のストレスに耐えきれない人がどんどん増えているからである。そのストレスは一人ひとりの体調とそれにつながる根本の健康を大きく損なっている。心と身体が強く連関していることはこのことから明らかである。
5. 大きな危険因子として挙げられるコレステロールは、塩基散薬の摂取によって大幅に下げることができた。低下の理由は、おそらく生化学的に肝臓が活性化されることであろう。すなわち、コレステロール値が塩基・ミネラル散薬を摂取することによって、化学的な脂質低下薬を用いずに自然に改善されたのである。
6. 血圧もまた塩基・ミネラルカプセルの摂取によって著しく低下した。血流の改善とナトリウム濃度の低下がこれに大きく貢献したのであろう。重炭酸ナトリウムを補給したにもかかわらず、血中ナトリウム濃度は有意に低下した。
7. さらに興味深いことに、炎症活性の低下を反映する血沈速度の低下が見られた。」

塩基ミネラル混合剤（Bullrich's Vitalとして店頭で入手できる）の使用が、酸塩基平衡の調整のために理想的な栄養補給法であるとこの研究論文の著者らは自信を持って薦めているが、彼らの一連の仮説はこの調査で証明された。この調剤は塩基錠剤の摂取を容易にするため、私の提唱をもとに開発されたものである。例えば1日6錠というように、適切な服用量を提示することが可能である。さらに、水に溶かす必要がないため、家や外出先でも支障なく服用できる。

背部痛の治療において酸塩基平衡を改善する価値

イスマーニングにある予防栄養研究所のユルゲン・フォアマン（Jürgen Vormann）教授ならびに研究員との共同研究で、私は他の塩基・ミネラル混合剤を用いた観察研究を行う機会に恵まれた（Vormann et al.）。以下にその報告を引用しよう。

「慢性の背部痛を訴える患者は増加している。最新の地域健康保険組合の疾患別統計によれば、骨格、筋肉、結合組織の疾患は1980年から1995年までの間に128%の増加を示している。背部痛――軟部組織リウマチとも呼ばれる――が国民経済にもたらす総コストは340億マルクという巨額にのぼる。数ある治療法も、重い症状に苦しむ患者に与える効果はわずかでしかない。自然療法の視点からは、酸塩基平衡の調整異常について以前から議論されており、多くの治療者が好結果を得た経験をもっている。痛みの原因は、摂取する食物の種類が足りていないことにある。食物の余分な酸を排出するために必要となるミネラル物質が不足してしまうのである。そして潜在性アシドーシス ――大きなpH値の変化を伴わずに血液中の塩基性緩衝能が低下する――が酸性の代謝最終産物を結合組織中に沈積させ、細胞内の陽イオン量を低下させることになる。

この観察研究では、慢性の背部痛をもつ患者について、ミネラル物質調剤のBasica®の摂取が、総体的症状と各種実験パラメータにどれくらい影響を与えるかを調べた。

実験パラメータとして血液の緩衝能と、尿、血液像、血沈に表れる酸排出量、それに舌下上皮細胞の粘液組織中のナトリウム、カリウム、マグネシウム、カルシウム、塩化物、リンの濃度を調べ、さらに、血清中のミネラル物質（カルシウム、マグネシウム、カリウム）と微量元素（鉄、銅、亜鉛、クロム）の濃度も測定した。総体的症状については質問表によって評価した。

患者群

報告されたある調査の一つに、88人の脊髄根症状のない慢性背部痛の患者が含まれていた。これらの患者は、5つある痛みのパラメータ（座っているとき・横になっているとき・動いているとき・夜間における背部痛）のうち2つにおいて、痛みの強さが0から10まであるアナログ目盛りの5以上を示した。ここでは乳糖不耐症の患者は除外されている。3人の患者は介入時に急性症状が起こったため、やはり除外された。また3人が再発のため除外された。

介　入

患者は4週間にわたって毎日3回、各々茶さじ2杯ずつのBasica®（約32g）を服用した。その間食事内容を変えることは許可されず、また全介入期間を通して、マッサージなど他の治療は受けなかった。ただ、痛み止めは引き続き必要なときに使うことができた。最終検査を行う2日前にBasica®の服用をやめた。

規準変数

オーフス背部痛インデックス『Low Back Pain Rating scale』を治療の開始時と4週間後に用いた（Manniche et al.）。

実験パラメータ

- イョルゲンセン法によるヘマトクリット値を算入した血液緩衝能（van Limburg Stirum et al）
- ザンダー法による尿の酸排泄量
- 通常の方法による血沈と血液像
- ICP‐OESを用いた血漿中のミネラル物質と微量元素量
- 走査型電子顕微鏡下X線放射スペクトル分析（EXAテスト）を用いた舌下上皮細胞中の細胞内イオン濃度

これらを治療開始時と4週間後（±2日）にそれぞれ実施した。

結　果

1. Basica®の服用を始めてから4週間後、慢性背部痛の患者でオーフス背部痛インデックス（ARSX）の大幅な低下（$p< 0.0001$）（評価スケールは0＝無痛から120＝完全な機能不全まで）がみられ、評価点（n＝82）が40.66±13.61から21.40±12.67へ下がった。この低下率は47.4%である。
2. 痛み・機能障害・運動性の指数の区分では21.90±9.34から10.40±7.86へと評価点（n＝82）が52.5%下がり、明らかな痛みの低減を示した。NSAR鎮痛薬の服用も目にみえて減った。機能障害指数は11.29±5.59から5.71±4.64へと、評価点（n＝82）が49.5%下がった。患者はBasica®の服用により、明らかに日常生活を営む上での制約が減り、生活の質が向上した。背部と体全体の運動性もBasica®の服用により著しく向上した。運動性指数は4週間のBasica®による介入期間後、7.46±2.79から5.29±2.78へ、評価点（n＝82）が29%下がった。
3. 調査した生化学的パラメータの判定では、血液細胞内緩衝能（新ICB 100%）が77.69±6.79から80.16±5.24 mmol/ℓ（n＝82）へと非常に高まったことを示した（$p< 0.0001$）。これはICBの3.2%上昇に相当する。イョルゲンセンの測定法を用いて算出した新ICB 100%は、赤血球の細胞内塩基緩衝能についての情報を与えてくれる（van Limburg Stirum et al）。赤血球は、酸塩基平衡の状態を判定するときに、把握しにくい組織の残余細胞内空間を教えてくれるのである。さらに、舌下の細胞内マグネシウム量は、31.25±3.01から34.72±3.16mmol/ℓ（n＝77）へと11.1%の大幅な増加を示した（EXAテスト）。これは、Basica®の服用による細胞内の酸蓄積量の減少を意味するものである。

考　察

酸塩基平衡の結果を解釈するときは、血液――腎臓――結合組織という関連し合う機能を見なければならない。この三つは一つの流動平衡の中に一緒に存在するものである。塩基性ミネラル塩類を摂取すると血液緩衝が満たされ、塩基が結合組織の中に放出される。しかしこれは、そこにある酸基を遊離させるためである。この酸基はやがて腎臓を経由して排泄される。これはザンダーテスト（尿による酸排出作用の検査）の結果が良くならないことの説明となる。それ以外の結果は、日常診療における背部痛の治療でたいへん良い成績を上げた例をはっきりと裏づけている。」

塩基ミネラル塩類の人体への効果については往々にして疑念を持たれるが、その立証のためにここで基礎となる調査ができたことはたいへん意義深い。

細胞外マトリックスの酸排出による健康障害の改善と作業能力の向上

次に私が行ったある調査を紹介する。これはインダースト（Inderst）博士との共同研究の中で行われたものである（Worlitschek, Inderst）。

学問上の好奇心から、私はミツバチ製品の効果を知るに至った。ロイヤルゼリーと花粉が主成分のこの製品は、健康維持、機能強化、あるいはホルモン分泌の変わり目や慢性・変性の進行した病気をサポートするために、何年も前から予防の意味で人々に用いられている。この天然物質が経験的に体の自然治癒力を高め、日常よくみられる症状を和らげることがわかっているからである。しかし、そうした体全体の調整がどのように行われるのかは長い間はっきりしていなかった。

ミツバチが作る物質に含まれる植物性のエストロゲンやアミノ酸、ビタミン、ミネラル物質を用いた代替治療は確かに根本的な治療といえる。しかし、ハイネが基本調整と細胞外マトリックスのシステムについての解剖学的研究を行って初めて、天然ロイヤルゼリー、酵素で溶けた花粉、プロポリス抽出物、蜜酒を組み合わせたときの効果が細胞間基質の領域において解明できたのである。この基質のシグナルは自律神経終末を経由し中枢神経系につながり、末梢血管を経由して内分泌系につながっているからである。

今回の観察研究で提起された問題は、この天然物質を使って、重炭酸ナトリウムを用いた「模範的」代替治療や、肝臓で代謝され、体内で塩基性の作用を示す乳酸調剤による治療と同様の効果を上げることができるのか、ということである。

介　入

10人の患者が自発的にこの臨床研究に参加した。男性被験者の平均年齢は64歳、女性のそれは51.3歳だった。被験者には次のような臨床的に重要な疾患がみられた。

- 自律神経失調症
- 軟部組織リウマチ
- 頸肩腕症候群
- 頭痛

患者らは、ミツバチ製品であるマルチターゲット食品Matricell®の飲用アンプルを3回服用した。生活や食事のしかたは変えず、他の塩基剤は摂らないようにした。

実験パラメータ

開始時と終了時に以下の検査を行った。

- 血液像
- ミネラルの構成
- イョルゲンセン法による酸塩基平衡の測定
- ザンダー法による尿検査

検査には最後の二つの方法が有効に活用された。さらに、初めと終わりに疲労感、集中力の途切れ、作業能力というパラメータについて、改善された・変わらない・悪化した、の評価を与えて把握した。

結　果

- 全身状態と作業能力は参加者の大多数で向上した。4人の患者では変化がみられなかったが、1人の患者に非常に強い好転反応が現れた。

- 6人の参加者の一部に非常にはっきりと新ICB(40ページ参照)の上昇がみられたが、3人ではごくわずかの上昇にとどまった。Matricell®療法における平均上昇率の比較では、塩基調剤に対しての比率は6.40対2.47であった。
- ザンダー(46ページ参照)による尿の平均酸性度指数というパラメータは、非常に異なる結果を示した。5人の患者だけは減少や下降を示したが、反対に5人がやや大きな上昇を示した。それにもかかわらず、同時に全身状態が明らかに改善したのはなぜだろうか。これは、被験者の検査時がまさに好転反応の時期に当たり、酸が組織から「分離」されたものの、腎臓からまだ完全に排泄されていなかったことを意味している。とはいえ、平均して1.5 mmol/ℓの指数の低下が認められた。

考　察

ハイネの研究から、細胞外マトリックスの基本調整作用が解明された(27ページ参照)。分子ふるいとなるこの基本物質は、食糧不足の時代においても再生ができたため、「昔」ならいわば中間倉庫として——フォルハルトの言を借りれば「第三の腎臓」として——働くことができた。しかし現代では、食物から入る酸基とラジカルの蓄積量が増え続けている上、炎症メディエーターもがこの基本組織に入り込み、後に潜行性の慢性疾患を引き起こしかねない。従って、病気の発現や悪化を防ぐためには、この基本組織に常に「排除刺激」を与え続けることがたいへん重要となる。観察研究の結果を見ると、このMatricell®というマルチターゲット食品には、分子ふるいに有効な刺激を与える効果が期待できる。

7　獣医学からの知見

動物は医薬品やサプリメントの投与によって影響を受けることがなく、プラセボ効果も起こらない。それだけに、動物でも酸を排出すれば健康を取り戻すことができるという慢性アシドーシスについての獣医学の報告は興味深い。

ウィーン獣医科大学が行った研究は、バウムガルトナー（Baumgartner）教授の指導の下、『下痢症状のある幼乳牛における血液アシドーシス判定のための尿pH値の信頼性について』という表題で発表された（Schlerka et al.）。この研究では60頭の健康な子牛と45頭の下痢症状のある子牛の臨床検査が行われた。血液中の酸塩基状態、pH値、尿の比重が測定され、下痢症状のある子牛の67%に代謝性血液アシドーシスが認められた。尿pH値から血液pH値を厳密に推論することはできなかった。診断の助けとなる尿pH値があまりに不正確なことがわかったためである。しかし、酸血症の亢進を伴う尿pH値の低下傾向は見られた。この論文を締めくくる次の文は重要である。

「現場の獣医は、臨床検査と尿pH値の診断を参考に、下痢の子牛のアシドーシスの程度を判定することが可能である」。

獣医学の専門家でありジャーナリストでもあるヨアヒム・ブラント（Joachim Brand）は動物、中でも馬の酸塩基平衡について集中的に取り組んだ。彼は論文の導入部からいきなり重要なことを述べている。「驚いたことに、集中的にエサを与えた役馬に特に酸による疾患が多発した。これは粗食の放牧馬にはめったに見られないことである」。

ブラントは、アシドーシスが大きく影響する馬の病気として、次のものを挙げている。

- アイスランド馬の夏湿疹（馬疥癬）
- 蹄葉炎
- 麻痺性筋色素尿症
- 慢性せき
- 全身的な衰弱
- 疝痛
- リウマチの発作
- 慢性麻痺
- 舟状骨炎
- 関節症
- 外骨腫
- 蹄の障害

ブラントは、アシドーシスが大きく影響する馬の病気として、次のものを挙げている。

- 下痢（重炭酸塩の欠乏で発症し、下痢によってさらに重炭酸塩が欠乏するという悪循環）
- 慢性の腸内発酵
- 慢性的なタンパク質供給過剰（少ない活動量に対する濃厚飼料の与えすぎ）
- 急激なタンパク質の供給過剰（干草から青草への転換）
- 酸素欠乏（心肺不全、呼吸促迫）
- 血行障害による局所的な酸素欠乏（徴候：立っているときの後肢下端の腫脹）
- 換気の良くない厩舎
- 過労（遠乗りや総合馬術における筋肉労働と発汗により、電解質の蓄えと緩衝系を消耗する）

ブラントはその他にも、変圧器や変電所、あるいは高圧送電線の周辺でずっと飼われている馬に病気が多く発生することを何度となく目にした。常時ネオン管照明に照らされていて、さらに厩舎が狭いという条件が加われば、同じように悪い影響を受ける可能性がある。

これらの馬では月経血の粘度が非常に高く、時おり下腹部に浮腫ができる。さらにイョルゲンセン法による血液検査では、決まって明らかなアシドーシスと診断される。ブラントはこの検査法を動物にも用いて、基本的にヒトの場合と同じ変化、測定結果を得ている。

獣医学における潜在性アシドーシスの臨床的症候は以下のとおりである。

- 疲労困ぱい
- 食欲不振あるいは異常な空腹感
- 汚れたつやのない毛皮
- 口臭
- 蹄叉腐爛
- 蹄の生育不良
- 裂蹄
- 発汗傾向
- 筋痙攣
- 慢性気道疾患
- 膣分泌物
- 乳汁の異状
- 交感神経緊張症の持続
- 皮膚掻痒
- 繋くん
- 原因不明の麻痺
- ぎこちない歩行
- 移動性の麻痺

また、ブラントによる急性アシドーシスの臨床的症候は次のとおりである。

- 湿って冷えた皮膚表面
- チアノーゼ
- 規則的だが異常に深い呼吸
- 多尿
- 脱水
- 心頻拍
- 脱力状態〜寝たきり
- 振戦
- 意識混濁
- 昏睡

> **要 点**
> 慢性・再発性炎症は常にアシドーシスに起因する。

タンパク質の多い飼料を補うものとして、ジャガイモ、飼料用ビート、赤カブ、ニンジンは理想的な塩基産生性補助飼料である。こうしてみると、私たちも改めてまた人間の食事について考えねばならないだろう。動物にもまた重炭酸ナトリウム製の「栄養補助剤」がある。これはブラントによってたいへん有効であることが実証された。しかもこれは安価な治療法である。ところが、獣医学では今日までにごく限定的に取り入れられているにすぎない。

少し前にある馬の愛好家が話していたことだが、イタリアで重炭酸ナトリウムによる馬へのドーピングが行われたそうである。ところがドーピング薬は検出されず、二つの裁判で処罰が見送られたという。

この章は、自然界において酸過多にあるのが人間だけではないということを提示している。他にも周囲のものや動物たちが共生者として同じ問題に直面しているかもしれないし、全く同じように簡単な食事法、または食事の転換による改善が役に立つかもしれない。この転換はしかし、人の力でなければ実現できない。そして、ブラントが指摘するように、ここにも相当な「転換する難しさ」が存在するだろう。

展　望

私は20年以上前から、酸塩基平衡についての見解を論文に記している(Worlitschek 1995、1991b、1991c、1996)。しかし、従来の学校で教える医学の姿勢は今なお変わっていない。自然療法の分野では、本書の初版が1991年に出て以降、いくつかの動きが生まれ、定評のある出版社がこれまでにこのテーマに関する本をそれぞれ刊行している。その著者の中には、私の知るジャーナリストや医師も含まれている。しかし、このテーマをとり上げながら、肯定する立場に立っていない著者が少なからずいることも事実である。

新刊や改訂に際しても、その付図や測定結果は以前のものが変わらず使われている。私が20年近く前に得た事実や測定結果が今日までその有効性を保ち、今の状況にも合致することに驚きを禁じ得ない。この間に多くの患者が少なからず救われたのである。もちろん、慢性の背部痛の患者を痛みから解放できたことと、がん患者を最終的に救命できず、生活の質の改善「だけ」にとどまったことを同列に論じることはできないであろう。しかし、どちらの患者の場合も生化学的な根拠は同じである。

ゲーテ(1749-1832)はあの時代、すでに同胞の健康上の憂いのわけに気づいていたのかもしれない。「復活祭の散歩」(「ファウスト」)の中で彼はこう言わしめた。

大河も小川も氷から解き放たれた
それは春の優しい、命をよみがえらせる眼差しのおかげ
谷は希望あふれる幸福で緑にもえ
老いぼれた冬は衰えて
荒涼とした山々の奥に身を退いた

氷は酸のかたまりに例えることができる。このかたまりが融け出たとき、多くの苦痛が酸とともに消えていく。その際、何か根本的に新しいものが関わるわけではないし、自然が何ら新しいものを授けてくれるわけでもない。ただそこにあるものを見るのみである。一輪の花は——いろいろな角度から眺めるものであるから——人によって見え方が違う。酸塩基平衡もそれと同じで、数々の応用の可能性をもっている。その可能性は、本書の中で紹介した方法から導き出されるものである。そしてこれらの応用の経験から、基本的に新しいものは何もないことがわかるのである。

人は、自らが自らのためにできることがあると知るべきである。そして、簡単に服用できて完治に導いてくれるという化学的な処方薬に頼るより、生活や食事のしかたを変えることのほうが、よほど得るものが大きいことも理解すべきである。それこそが、損なわれてしまった健康保持のしくみを元に戻すための本当の鍵といえるだろう。

総　括

実際の診療における酸塩基平衡の診断法と治療法から、総括として次のような結論が導き出される。

1. 慢性病の患者では、ほぼ例外なく酸性の側への酸塩基平衡の偏りがある。家庭医として数十年間診察を続けているが、「酸性の」生活習慣を変えなかった多くの患者に、同様に検査結果の偏り、つまり緩衝能の低下が見られる。他方、塩基性緩衝能を大きく改善し、生活の質やさまざまな症状の緩和をもたらすこともむろん可能である。
2. 酸負荷のある全ての慢性疾患で、全身または局所のアシドーシスを適切に治療すれば、明らかに予後を良くすることができる。
3. 特に重要な細胞内アシドーシスは、必ず次の二つの治療を並行して行わなければならない。
   ＊塩基補給
   ＊ミネラル補給
   さらに大事なことは、食事内容を見直し、生活習慣を変えることである。
4. がん患者の体は塩基性になってはいない。血液のpH値はアルカローシスの傾向にあっても、緩衝状態は中等度から重度の酸性を示し、最終的には酸過多により死に至る。
5. がん患者か他の慢性病患者かを問わず、痛みは酸排出治療により大きく緩和する。適切な時に治療を行えば、がん患者は余命を延ばすことができるし、仮にそれがかなわなくても、穏やかな最期を迎えることが可能である。
6. 目的に応じた塩基治療は、
   ＊経口で
   ＊静脈内または動脈内に
   ＊経皮（塩基浴、特殊な酸排出マッサージ）で行われる。
7. 食事のとり方は、酸塩基平衡の維持に決定的な意味を持つ。現代人は紹介したような食事方法の根本的誤りを避けなければならないし、より乳摂取・野菜食を目指すべきである。栄養補助の目的で経口的に塩基を補給し続ける必要はない。
8. 生活習慣を変えるべきである。とりわけ運動不足は改めなければならない。自然な運動を増やすことである。ハイキングやスポーツは有効である。汗をかき、酸を外に出すことは――それが仕事であろうとサウナであろうと――同じように重要である。
9. 酸と塩基を意識することが、最も優れた健康への備えである。

10.塩基とミネラルの注入をいくら行っても、心の問題は生化学的に解決することができない。従って、酸排出への精神的な影響は、酸塩基平衡の健康回復においてたいへん重要である。

関係機関

pH測定器（P.45）
Fa. Greisingrer electronic GmbH
Hans-Sachs-Strasse 26, 93128 Regenstauf, Germany
ホームページ: www.greisinger.de

サーモブロック Typ 2B 16 k（P.45）
Fa. Aerne Analytik
Erbishofener Strasse 24, 89284 Pfaffenhofen a.d. Roth, Germany
ホームページ: www.aerne-analytic.de

酸・塩基分析のためのソフトウェア
（イョルゲンセンとファン・リムブルク・シュティルムによる）（P.45）
Komstar Clinical Science
Seestrasse 155, CH-8802 Kilchberg, Switzerland
ホームページ: www.komstar.ch

ザンダー式中尿酸・塩基測定（P.46）
Labor Dr. Bayer
Bopserwaldstrasse 26, 70184 Stuttgart, Germany
ホームページ: www.labor-bayer.de

PSM治療器（ツェーベライン式溢血吸引マッサージ器）（P.111）
Dr. Med. Hans Zöbelein
PSM Zöbelein-Gratzke
Bayreuther Str. 81, 91301 Forchheim, Germany

Pneumatron 200 （デニー式圧縮空気振動治療器）（P.112）
PNEUMED GmbH
Hauptstrasse 528, 55743 Idar-Oberstein, Germany
ホームページ: www.pneumed.de

Eu-Ru Bibag Infusionssystem (P.117)
Firma Eu-Ru Med GmbH
Juliusmarkt 3, 38300 Wolfenbüttel, Germany

参考文献

Abelow BJ, Holford TR, Insogna KL: Cross-cultural association between dietary animal protein und hip fractur: a hypothesis. Calcif Tissue Int. 1992; 50: 14–18.

Ärztliche Gesellschaft für Ozon-Anwendung in Prävention und Therapie: www.ozongesellschaft.de (Stand Februar 2008).

Alpern RJ, Sakhaee K: The clinical spectrum of chronic metabolic acidosis: Homeostatic mechanisms produce significant morbidity. Am J Kidney Dis. 1997; 29 (2): 291–302.

Ball D, Maughan RJ: Blood und urine acid-base status of premenopausal omnivorous and vegetarian women. Br J Nutr. 1997; 78: 683–693.

Beck E, Oetinger-Papendorf I: Durch Entsäuerung zu seelischer und körperlicher Gesundheit. 19. Aufl. Öhringen-Ohrnberg: Buchdienst Oetinger; 2004.

Berg, R.: Die Nahrungs- und Genussmittel. 4. Aufl. Dresden: Emil Pahl; 1926.

Bircher-Rey H, Rumber K: Wie ernähre ich mich richtig im Säuren-Basen-Gleichgewicht?. 14. Aufl. Bern: Humata; 1990.

Brand J: Säure-Basen-Haushalt – Azidose als Krankheitsfaktor. Ahlen: Prodoca; 1993.

Brede HD: Blut-pH als therapeutischer Drehpunkt. Therapiewoche. 1993; 23 (Sonderdruck).

Breuß R: Krebs, Leukämie. 2. Aufl. Wangen im Allgäu: Merk; 1990.

Budwig J: Krebs – Das Problem und die Lösung. 8. Aufl. Kernen: Sensei; 2006 a.

Budwig J: Öl-Eiweiß-Kost. 7. Aufl. Kernen: Sensei; 2006 b.

Collier, R.: Der Säure-Basen-Haushalt – ein Basisgeschehen im Organismus. Sanum Post 1989; 7: 18–21

Collier R: Entstehungsgeschichte und moderne Interpretation der Azidose-Therapie. Naturamed. 1998; 13.

Coy JF, Dressler D, Wilde J, Schubert P: Mutations in the transketolase-like gene TKTL1: clinical implications for neurodegenerative diseases, diabetes and cancer. Clin Lab. 2005; 51 (5–6): 257–273.

Coy JF: Krebs besiegen. MedicalSportsNetwork. 2007; 1: 54–56.

DGE – Deutsche Gesellschaft für Ernährung e. V. (Hrsg.): Säure-Basen-Gleichgewicht. Beratungspraxis. 1998; 11.

Denning H: Über die Steigerung der körperlichen Leistungsfähigkeit durch Eingriffe in den Säure-Basen-Haushalt. Medizinische Wochenschrift. 1931; 19: 733–736.

Diefenbach M: Indikationen für einen medizinischen Puffer. HP Natur-Heilkunde. 1998; 9: 60–64.

Diefenbach M: Pufferkapazitätssteigerung versus Alkalisierung. TW Sport + Medizin. 1996; 8: 50–52.

Dorscher: Die Heilwirkung der Dauerbrause. Der Naturarzt. 1991; 8: 278–284.

Dudenhausen JW, Saling E: Perinatale Medizin XIII. 14. Deutscher Kongress für Perinatale Medizin, Berlin 1989. Stuttgart: Thieme; 1990.

Elmau H: Bioelektronik nach Vincent und Säure-Basen-Haushalt in Theorie und Praxis. Heidelberg: Haug; 1985.

Fischer K, Hoffmann P, Voelkl S, Meidenbauer N, Ammer J, Edinger M, Gottfried E, Schwarz S, Rothe G, Hoves S, Renner K, Timischl B, Mackensen A, Kunz-Schughart L, Andreesen R, Krause SW, Kreutz M: Inhibitory effect of tumor cell-derived lactic acid on human T-Cells. Blood. 2007; 109 (9): 3812–3819.

Förster H: Persönliche Mitteilung vom Klinikum der Johann Wolfgang Goethe-Universität Frankfurt, Zentrum der Anaesthesiologie an die Firma Kanne. 30. Juni 1988.

Frassetto L, Morris RC, Sebastian A: Effect of age an blood acid-base composition in adult humans: role of age-related renal functional decline. Am J Physiol. 1996; 271: 1114–1122.

Frassetto L, Morris RC, Sebastian A: Potassium bicarbonate reduces urinary nitrogen excretion in postmenopausal women. J Clin Endocrinol Metab. 1997; 82: 254–259.
Frassetto L, Todd KM, Morris RC, Sebastian A: Estimation of net endogeneous noncarbonic acid production in humans from diet potassium and protein content. Am J Clin Nutr. 1998; 68: 576–583.
Friebel-Röhring G, Hoffmann K: Nahrung für deine Seele. 4. Aufl. Rückstetten Markt Teisendorf: Laredo; 2001.
Fritzsche I, Fritzsche W: Grundlagen des Saunabades. Steinhagen: Verlagsgesellschaft Janßen; 1980.
Fryda W: Diagnose: Krebs. Norderstedt: Books on Demand; 2003.
Füeßl HS: Eiweißarme Diät bei Niereninsuffizienz: Quälerei oder sinnvolle Maßnahme. MMW Fortschr Med. 2006; 26: 4–8.

Garret RH, Grisham CM: Biochemistry. Philadelphia: Saunders College Publishing; 1995: 345–350.
Gerz W: Säure-Basen-Haushalt in der Praxis. Erfahrungsheilkunde. 1996; 45 (8): 467–476.
Gerz W, Worlitschek M, Bayer W: Säure-Basen-Haushalt in der Praxis. Naturheilpraxis. 1997; 5: 738–748.
Glaesel KO: Heilung ohne Wunder und Nebenwirkungen. Konstanz: Labor Glaesel; 1986: 21–22.
Greten H (Hrsg.): Innere Medizin. 12. Aufl. Stuttgart: Thieme; 2005.
Grinspoon SK, Baum H, Kim V, Coggins C: Decreased bone formation and increased mineral dissolution during acute fasting in young women. J Clin Endocrinol Metab. 1995; 80 (12): 3628–3635.

Häussinger D, Steeb R, Gerok W: Ammonium und Bicarbonat – Homöostase bei chronischen Lebererkrankungen. Klin Wochenschr. 1990; 68: 175–182.
Hallermann W: Der moderne Zappelphilipp. Der Naturarzt. 1990; 8: 276–277.
Hedin LO, Likens GE: Atmosphärischer Staub und saurer Regen. Spektrum der Wissenschaft. 1997; 4: 52–55.
Heine H: Lehrbuch der biologischen Medizin. 3. Aufl. Stuttgart: Hippokrates; 2006.
Heinitz M: Die renale Ausscheidung von Blei, Kadmium und durch Lenkung des Säure-Basen-Haushaltes. Erfahrungsheilkunde. 1996; 45 (3): 159–161.
Helmbold K: Perkutane Regulationstherapie durch Normalisierung gestörter Körperpotentiale und Zellfunktionen über Akupunkturpunkte und Reflexzonen. Heidelberg: Haug; 1977.

Jörgensen HH: Säure-Basen-Haushalt – Ein praxisnahes Messverfahren zur Bestimmung der Pufferkapazität. Erfahrungsheilkunde. 1985; 34 (5).
Jörgensen HH: Zur Klärung einer medizinischen Grundfrage. Sanum Post. 1989; 7: 22–24.
Juchheim JK, Poschet J: Immun. 6. Aufl. München: BLV; 1998.

Kaji H, Asanuma Y, Ide H, Saito N, Hisamura M, Murao M, Yoshida T, Takahashi K: The autobrewery syndrome – the repeated attacks of alcoholic intoxication due to the overgrowth of Candida (albicans) in the gastrointestinal tract. Mater Med Pol. 1976; 8 (4): 429–435.
Kaltenbach T, Crockett S, Gerson LB: Are lifestyle measures effective in patients with gastroesophageal reflux disease? An evidence-based approach. Arch Intern Med. 2006; 166: 965–971.
Kern B: Der Weiße-Pest-Mythos am Ende. HP-Heilkunde. 1983; 5: 1–18.
Kern B: Schlaganfall und seine Verhütung durch Entsäuerung mit der Analogie zum Herzinfarkt. Arzt für Naturheilverfahren. 1984; (2): 1–13.
Khoury RM, Camacho-Lobato L, Katz PO, Mohiuddin MA, Castell DO: Influence of spontaneous sleep positions an nighttime recumbent reflux in patients with gastrooesophageal reflux disease. Am J Gastroenterol. 1999; 94 (8): 2069–2073.
Kisters K, Büntzel J: Bedeutung der Elektrolyte in der Onkologie. Deutsche Zeitschrift für Onkologie. 2007; 39: 65–74.
Koch FW: Saure Nahrung macht krank. Stuttgart: Vier Flamingos; 1998.
von Koerber K, Männle T, Leitzmann C: Vollwert-Ernährung. 10. Aufl. Stuttgart: Haug; 2004.
Kraus M, Wolf B: Zum Einfluss der zellulären Mikroumgebung auf das neoplastische Wachstum. Deutsche Zeitschrift für Onkologie. 1996; 28: 3.

Kuhl J: Eine erfolgreiche Arznei- und Ernährungsbehandlung gutartiger und bösartiger Geschwülste. 12. Aufl. Bern: Humata; 1991.
Kupich R: Tendopathien. Naturheilpraxis. 2005; 10: 1383.

Langbein S, Zerilli M, Hausen A zur, Staiger W, Rensch-Boschert K, Lukan N, Popa J, Ternullo MP, Steidler A, Weiss C, Grobholz R, Willeke F, Alken P, Stassi G, Schubert P, Coy JF: Expression of transketolase TKTLI predicts colon and urothelial cancer patient survial: Warburg effect reinterpreted. Br J Cancer. 2006; 94 (4): 578–585.
Leibold G: Bio-Medizin. Alles über die moderne Naturheilpraxis (Falken-Handbuch). Niedernhausen: Falken; 1983.
Lemann J jr, Litzow JR, Lennon EJ: The effects of chronic acid loads in normal man: Further evidence for the participation of bone mineral in the defense against chronic metabolic acidosis. J Clin Invest. 1996; 45 (10): 1608–1614.
van Limburg Stirum J, van Appeldorn N: Intrazelluläre Basenpufferkapazität des Blutes. Erfahrungsheilkunde. 1997; 46: 599–602.
Luft FC, Zemel MB, Sowers JA, Fineberg NS, Weinberger MH: Natriumbicarbonat und Natriumchlorid: Wirkungen auf Blutdruck und Elektrolythaushalt bei Gesunden und Hypertonikern. J Hypertens. 1990; 8: 663–667.
Lutz J: Calcium balance and acid-base status of women as affected by increased protein intake and by sodium bicarbonate ingestion. Am J Clin Nutr. 1984; 2: 281–288.

Marsh AG, Sanchez TV, Michelsen O, Chaffee FL, Fagal SM: Vegetarian lifestyle and bone mineral density. American Journal of Clinical Nutrition. 1988; 48 (Suppl 3): 837–841.
Matzkies F, Jürgens O: Wirkung eines lactathaltigen Getränkes aus fermentierten Getreiden auf den Stoffwechsel des Menschen. Z Ernahrungswiss. 1987; 26: 268–275.
Mayr FX: Darmträgheit, ihre radikale Behandlung. 6. Aufl. Bad Goisern: Neues Leben; 1977.
Mayr FX: Die verhängnisvollste Frage. Schriftenreihe Neues Leben. München: Drei Eichen; 1951.
Mayr FX: Fundamente zur Diagnostik der Verdauungskrankheiten. Bietigheim: Turm; 1974.
Mayr FX: Schönheit und Verdauung. 5. Aufl. Bad Goisern: Neues Leben; 1975.
Mayr P: Leicht bekömmliche Bio-Küche. 6. Aufl. Heidelberg: Haug; 2000.
Mickiewicz G: Effect of alkalizing agents on work capacity in short, intense, multiple exercises. Biol Sport. 1994; 11: 37–41.
Miederer S: Ist eine maximale Säurehemmung wünschenswert? Therapiewoche. 1994; 44: 300–301.
Milosevic A: Sport drinks hazard to teeth. Br J Med. 1997; 31: 28–30.

Neumann G, Diefenbach M, Böhme P: Einfluss eines Kalium-Eisen-Phosphat-Citrat-Komplexes auf metabole Messgrössen bei Fahrradergometrie. Schweizerische Zeitschrift für Sportmedizin und Sporttraumatologie. 2000; 48: 1–6.
New SA, Bolton-Smith C, Grubb DA, Reid DM: Nutritional influences on bone mineral density: A cross-sectional study in premenopausal women. Am J Clin Nutr. 1997; 65: 1831–1839.
Niestroj I: Praxis der Orthomolekularen Medizin. 2. Aufl. Stuttgart: Hippokrates; 2000.
Nöldge-Schomburg G, Armbruster K, Geiger K, Zander R: Experimentelle Untersuchungen zum Säure-Basen-Haushalt und Laktatmetabolismus der Leber. Anästhesiol Intensivmed Notfallmed Schmerzther. 1995; 30 (1): 43–47.
Notelovitz M, Ware M: Aufrecht bis ins hohe Alter. 11. Aufl. München: Goldmann; 1992.

Orwoll OS: The milk-alkali syndrome: Current concepts. Ann Intern Med. 1982; 97: 242–247.

Perry HM: Normal concentrations of some trace metals in human urine changes produced bei ethylenediaminetetraacetate. J. Clin. Invest. 1959; 38: 1452–1463.
Peters J-H: Fibromyalgiesyndrom. Acta Biologica. 1999; 28: 27–37.
Pirlet K: Was versteht man unter Stoffwechselschlacken? Erfahrungsheilkunde. 1989; 38 (4): 223–225.
Pfeiffer C, Burgerstein L: Nährstoff-Therapie bei psychischen Störungen. 4. Aufl. Heidelberg: Haug; 1999.
Pischinger A, Heine H: Das System der Grundregulation. 10. Aufl. Stuttgart: Haug; 2004.

Rae C, Scott RB, Thompson CH, Kemp GJ, Dumughn I, Styles P, Tracey I, Radda G: Is pH a biochemical marker of IQ? Proc Biol Sci. 1996; 263: 1061–1064.
Rauch E: Blut- und Säftereinigung. 22. Aufl. Heidelberg: Haug; 2001 a.
Rauch E: Diagnostik nach F.X. Mayr. 8. Aufl. Heidelberg: Haug; 1993.
Rauch E: Die Darmreinigung nach Dr. med. F.X. Mayr. 42. Aufl. Heidelberg: Haug; 2001 b.
Rauch E: Lehrbuch der Diagnostik und Therapie nach F.X. Mayr. 3. Aufl. Stuttgart: Haug; 2005.
Rauch E, Mayr P: Schnell und einfach: Milde Ableitungsdiät. 2. Aufl. Stuttgart: Haug; 2006.
Reckeweg H-H: Homotoxikologie. 6. Aufl. Baden-Baden: Aurelia; 1993.
Remer T: Influence of diet on acid-base balance. Semin Dial. 2000; 13: 221–226.
Remer T, Manz F: Potential renal acid load of foods and its influence on urine pH. J Am Diet Assoc. 1995; 95: 791–797.
Rieth H: Mykosen – Anti-Pilz-Diät. Melsungen: Notamed; 1988.
Rimpler M, Bräuer H: Matrixtherapie. 1. Aufl. Tuningen: Günter Albert Ulmer; 2004.
Rohlffs K, Rodrian J, Pirlet K: Intestinale Autointoxikation und Kanzerogenese. Munch med Wochenschr. 1976; 118.

Sander F: Der Säure-Basen-Haushalt des menschlichen Organismus. 3. Aufl. Stuttgart: Hippokrates; 1999.
Sanum: Sanum-Therapie 1988. 6. Aufl. Wissenschaftliche Veröffentlichung der Firma Sanum; 1988.
Schaefer R: Metabolische Azidose bei chronischer Niereninsuffizienz. Dialyse aktuell. 2005; 9 (2).
Schlerka G, Baumgartner W, Wehrle A: Über die Aussagekraft des Harn-pH-Wertes für die Beurteilung einer Blutazidose beim durchfallkranken Milchkalb. Tierarztl Umsch. 1996; 51: 96–99.
Schliephake E: Krebs und natürliche Abwehrkräfte. 1. Aufl. Heidelberg: Verlag für Medizin Dr. Ewald Fischer; 1986.
Schmidsberger P: Das Handbuch der Naturheilkunde. München: Kindler; 1975.
Schmidt RF, Lang F, Thews G: Physiologie des Menschen mit Pathophysiologie. 29. Aufl. Berlin: Springer; 2004.
Schöll I, Untersmayr E, Jensen-Jarolim E: Verordnung von Antacida nur nach exakter Indikation. Hautnah. 2004; 3 (3).
Schöttl W: Der Säure-Basen-Haushalt und die Zahnheilkunde. Sanum Post. 1989; 7: 26–31.
Schwarz K: Über penetrierende Magen- und Jejunalgeschwüre. Brun's Beiträge für Klinische Chirurgie. 1910; 67: 96–128.
Sebastian A, Haris ST, Ottaway JH, Todd KM, Morris RC jr.: Improved mineral balance and skeletal metabolism in postmenopausal women treated with potassium bicarbonat. N Engl J Med. 1994; 330: 1776–1781.
Seeger PG: Leitfaden für Krebsleidende. 3. Aufl. Düsseldorf-Langenfeld: Mehr Wissen; 1988.
Seeger PG, Wolf D: Biologische Krebsbekämpfung. Heidelberg: Verlag für Medizin Dr. Ewald Fischer; 1985.
Selecta: Bericht über XI. Winterthurer Fortbildungskurs über Elektrolyte vom 1.6.1989. Selecta. 1990; 14.
Selecta: Ist basisch Kost besser als saure? Selecta. 1989; 36.
Sharma AM, Ruland K, Spies KP, Diestler A: Zusammenhang zwischen Salzempfindlichkeit und Störungen des Säure-Basen-Haushaltes beim Menschen. J Hypertens. 1990; 16: 407–413.
Siegenthaler W, Blum HE: Klinische Pathophysiologie. 9. Aufl. Stuttgart: Thieme; 2006.
Stiefelhagen P: Refluxkrankheiten: Lebensstilveränderungen bringen nichts. MMW Münch Med Wochenschr. 2007; (19): 21.
Szilvay G de: Grundlagenforschung über Krebs und Leukämie. Hoya: Semmelweis; 1981.

Treutwein N: Übersäuerung – Krank ohne Grund? 17. Aufl. München: Südwest; 2006.
Treutwein N: Sauer macht lustig? Nein, launisch und krank! P.M. Welt des Wissens. 1996; 8: 70–74.
Tucker KL, Hannan MT, Chen H, Cupples LA, Wilson PW, Kiel DP: Potassium, magnesium, and fruit and vegetable intakes are associated with greater bone mineral density in elderly men and women. Am J Clin Nutr. 1999; 69: 727–736.

Volhard F: Nierenerkrankungen und Hochdruck: eine Sammlung klinischer Vorträge. Leipzig: J. A. Barth; 1942.

Volkmann P-H: Orthomolekulare Schmerztherapie. OM&Ernährung. 2004; 107.

Vormann J, Worlitschek M, Goedecke T, Silver B: Supplementation with an alkaline mineral preparate reduces symptoms in patients with chronic low back pain. J Trace Elem Med Biol. 2001; 15 (2–3): 179–183.

Wachman A, Bernstein DS: Diet and Osteoporosis. Lancet. 1968; 4: 958–959.

Waerland A: Der Schlüssel zur Gesundheit liegt im Darm. 11. Aufl. Bern: Humata; 2001.

Waerland A: Übersäuerung als Grundursache der Krankheiten. 14. Aufl. Bern: Humata; 1999.

Walb L, Heintze T, Heintze M: Die original Haysche Trennkost. 44. Aufl. Heidelberg: Haug; 1996.

Warburg OH: On the origin of cancer cells. Science. 1956; 123: 309–314.

Warnke U: Risiko Wohlstandsleiden. 3. Aufl. Saarbrücken: Popular Academic Verlags-Gesellschaft; 1996.

Weiss H: Kranker Darm – kranker Körper. 3. Aufl. Heidelberg: Haug; 1994.

Weiss RE, Gorn A, Dux S, Nimni ME: Influence of high protein diets in cartilage and bone formation in rats. J Nutr. 1981; 111: 804–816.

Wendt L: Die Eiweißspeicher-Krankheiten. 4. Aufl. Heidelberg: Haug; 1996.

Windstosser K: Sind Gewebsazidose und Blutalkalose Kausalfaktoren des Krebsgeschehens und seiner Therapieresistenz? Naturheilpraxis. 1994; 47 (6).

Winkler M: Regenerations- und Funktionsverbesserung von Zellen durch ärztlich kontrolliertes Fasten. Erfahrungsheilkunde. 1990; 3.

Witasek A, Traweger C, Gritsch P, Kogelnig R, Trötscher G: Einflüsse von basischen Mineralsalzen auf den menschlichen Organismus unter standardisierten Ernährungsbedingungen. Erfahrungsheilkunde. 1996; 45 (8): 477–489.

Worlitschek M: Deacidification a Basic Therapy. Explore. 1995; 6 (2): 26–28.

Worlitschek M: Die Bedeutung der Colon-Hydro-Therapie in der Ganzheitsmedizin. Die Heilkunst. 1991 a; 10: 371–373.

Worlitschek M: Die Bedeutung der Mineralstoffe im Säure-Basen-Gleichgewicht. Bio-Nachrichten. 1991 b; 34: 23–24.

Worlitschek M: Die Bedeutung des Säure-Basen-Haushaltes in der Ganzheitsmedizin. Die Heilkunst. 1991 c; 6: 219–226.

Worlitschek M: Hautkrankheiten im Spiegel der Übersäuerung. Neurodermitis. 1991 d; 18: 19–21.

Worlitschek M: Kartoffel-Ei-Diät bei Nierenleiden. Der Naturarzt. 1997; 9: 13–15.

Worlitschek M: Milchsäurehaltige Lebensmittel als Heilmittel im Sinne von Hippokrates. Erfahrungsheilkunde. 1990; 39 (3): 130–133.

Worlitschek M: Parenterale Basenzufuhr bei Übersäuerungszuständen. Vortrag Medizinische Woche, Baden-Baden 1985.

Worlitschek M: Quo vadis, Du saurer Mensch? Erfahrungsheilkunde. 1996; 45 (8): 461–466.

Worlitschek M, Inderst R: Verbesserung von Befindensstörungen und des Leistungsvermögens durch Entsäuerung der extrazellulären Matrix. Erfahrungsheilkunde. 2006; 55: 424–429.

Zander R: Die Leber – das vergessene Organ im Säure-Basen-Haushalt? Anästhesiol Intensivmed Notfallmed Schmerzther. 1995 a; 30 (1): 2–5.

Zander R: Lebermetabolismus und Säure-Basen-Haushalt. Anästhesiol Intensivmed Notfallmed Schmerzth. 1995 b; 30 (1): 48–51.

Zander R: Physiologie und Klinik des extrazellulären Bicarbonat-Pools: Plädoyer für einen bewussten Umgang mit HCO_3. Infusionsther Transfusionsmed. 1993; 20: 217–235.

Ziegler R: Aerobes Leistungshoch durch bedarfsgerechte pH-Stabilisierung? TW Sport + Medizin. 1995; 7: 379–380.

Zöbelein H: Die petechiale Saugmassage. Heidelberg: Haug; 1984.

索引

あ

か

さ

た

な

は

ま

や

ら

著者：
医学博士　ミヒャエル・ヴォルリチェク（Michael Worlitschek）

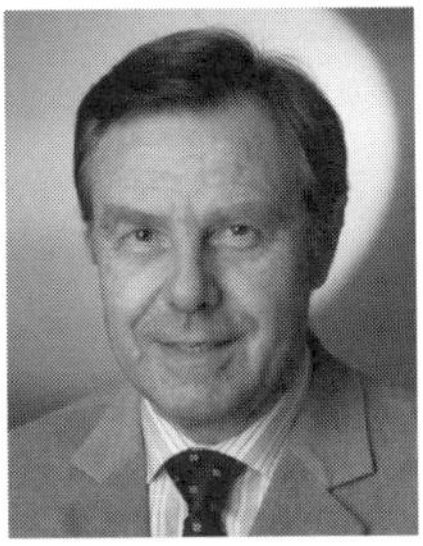

一般医学専門医。自然療法医。1945年生まれ。1975年7月よりドイツ、ヴァルトキルヒェンで一般医として開業。一般診療における酸塩基平衡の治療について研究する。
著書に、患者向け入門書である『新・酸塩基平衡』『酸塩基バランスのための食品購入ガイド』など。酸塩基平衡とF.X.マイヤーの腸洗浄法について定期的にセミナーを主宰している。

監修者：
渡邊 昌（わたなべ　しょう）

（社）生命科学振興会理事長。医学博士。慶應義塾大学医学部卒業。国立がんセンター研究所疫学部長、東京農業大学教授を経て、（独）国立健康・栄養研究所理事長を務め（～2009年3月）、現職に。著書に『栄養学原論』（南江堂）、『食事でがんは防げる』（光文社）、監修書に『NATURAL STANDARDによる有効性評価　ハーブ＆サプリメント』『食品・栄養・食事療法事典』『最新運動療法大全』（いずれも産調出版）など多数。

翻訳者：
知高良美（ちたか　よしみ）

独和翻訳者。明治大学文学部卒業。医療機器メーカー、自動車メーカーなどドイツ系企業数社に勤務。独和辞典の校正にも携わる。

Original German edition:
Michael Worlitschek, Praxis des
Säure-Basen-Haushalts, 6/e

ガイアブックスは
地球(ガイア)の自然環境を守ると同時に
心と体内の自然を保つべく
“ナチュラルライフ”を提唱していきます。

Praxis des Säure-Basen-Haushalts
ホリスティックメディスンとしての酸塩基平衡

発　　行　2010年7月1日
発 行 者　平野　陽三
発 行 元　ガイアブックス
〒169-0074 東京都新宿区北新宿3-14-8
TEL.03(3366)1411 FAX.03(3366)3503
http://www.gaiajapan.co.jp
発 売 元　産調出版株式会社
印 刷 所　モリモト印刷株式会社

著　者：ミヒャエル・ヴォルリチェク
(Michael Worlitschek)
監修者：渡邊 昌
(わたなべ　しょう)
翻訳者：知髙良美
(ちたか　よしみ)

ISBN978-4-88282-758-0 C2047